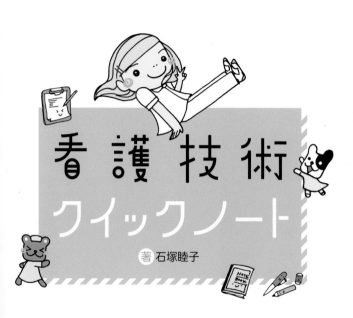

プチナース

看護技術
クイックノート

著 石塚睦子

照林社

著 **石塚睦子**　了徳寺大学健康科学部看護学科 准教授

はじめに

　この度『看護学生クイックノート』に引き続き、『看護技術クイックノート』を発刊することになりました。

　本書の読者対象は主に看護学生さんですが、新卒看護師さんや復職を考えている看護師さんにも役立つものを目指しました。内容については、プチナース編集部が調査した「学生さんの要望が多い技術項目」を踏まえつつ、筆者が学生と臨地実習を行ってきたなかで必要度が高いと考えたものを掲載することにしました。

　内容は、まず看護の原則の1つである安全に関わる「感染予防と事故防止」からスタートし、次いでそれに関連する「環境整備」、そしてケアにあたり把握しておく必要のある「バイタルサインの測定」とそれに関連する「罨法」を掲載しました。そして、「姿勢と体位」の技術をおさえたうえで、多くの学生が臨床で実践することになる「シーツ交換」と「衣生活・清潔」を載せています。なお、臨床では清拭と寝衣交換を同時に行うことが多いため、同時に行う方法を説明しています。そして、生理的欲求を満たす「食事援助」「排泄援助」や、学生の経験が難しくなっている診療の補助技術のうち、「吸引・酸素吸入」「与薬」「血糖管理」「静脈血採血」を含めました。適宜ポイント・根拠・注意点を加えていますので参考にしてください。なお、物品はできる限り最新のものになるよう努力しました。また、巻末には、「覚えておきたい基準値・めやすの値」「覚えておきたい計算式」を載せています。

　実習先や臨床現場に持ち運べるようにコンパクトサイズになっていますので、必要に応じて役立ててください。その際、患者さんの意思を尊重し、安全・安楽に、自立度に応じて援助するにはどのように工夫すればよいか考えを巡らせながら、人を相手とする看護技術力を向上させていってほしいと思います。

2021年5月

石塚　睦子

CONTENTS

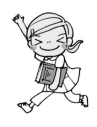

本書に登場する
マークについて

 Point マークは、
その看護技術を行ううえでの
ポイントを示します

 Point 手袋の折り返しはそのまま
まにし、素手では内側の
み触れるようにする

根拠 マークは、
実習でよく質問される、
看護技術の根拠となる内容を
示します

Memo マークは、
その看護技術と合わせて
おさえておきたい知識を
示します

根拠 腋窩中央付近は腋窩動脈が走
行しており、深部体温に近い体
温を測定できる

Memo

低温火傷

● 45℃前後かそれ以上のものに
長時間触れ続けていることで
起こる火傷のこと
● 皮膚の表面に変化が出にく
く、身体深部までダメージを
受けていることが多い
● 皮膚の薄い高齢者、糖尿病な
ど末梢神経障害がある人、ス
テロイド使用で皮膚が脆弱化
している人、麻痺などで体動
困難のある人などは要注意

注意 マークは、
その看護技術を行ううえで、
安全上注意したい内容を
示します

注意 ベッドの片側に体を寄せたとき
は、転落を防ぐために速やかに
ベッド柵をする

本書の特徴と使い方

● 本書は、看護学生が学ぶ看護技術のなかから、特に実習中によく行われるもの、看護学生のニーズが多かったものに絞ってまとめています。

● それぞれの技術のポイントのほか、実習先で確認したくなる内容を 根拠 や 注意 といったマークで見やすく配置しているので、短時間でもスムーズに要点をつかめます。

● この1冊を実習時に携帯しておくことで、ケアを実施するとき、アセスメントをするとき、実習指導者に質問されたときなど、実習中のさまざまな場面で役立ちます。

● 巻末には、本書で扱った看護技術に関するめやすの数値をまとめて掲載しており、確認に便利です。

実習中に気づいたことや、
質問されたことなども書き加えれば、
オリジナルの看護技術ノートに！

[装丁]Beeworks　[本文デザイン]林慎悟
[表紙・本文イラスト]ウマカケバクミコ
[本文イラスト]日の友太、まつむらあきひろ、村上寛人、今崎和広
[写真]kuma、中込浩一郎　[撮影協力]木村富士子

感染予防と事故防止

① 衛生学的手洗い

| 目的 | 衛生学的手洗いは、主に医療従事者が医療行為や介助の前後などに汚れと微生物を除去して感染予防をはかるために行う。 |

| 留意点 | ●目に見える汚れがある場合や、食前・トイレ後は必ず石けんと流水で手を洗う。
●目に見える汚れがない場合は、一般的に速乾性アルコール製剤による手指消毒の実施でよいが、アルコール抵抗性の微生物に対しては石けんと流水による手洗いで物理的に微生物を取り除くようにする。 |

手順とポイント

Point 指先、母指、手首は汚れが残りやすいので注意する

a. 流水での手洗い

❶ 流水で手を濡らし、ハンドソープを手に取る

❷ よく泡立て、手掌・手背・指間を洗う

❸ 泡で指先や母指、手首を洗う

❹ 洗い流し、水分を残さずペーパータオルで拭く

手掌と指間

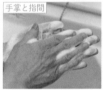
指先

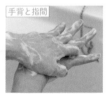
手背と指間

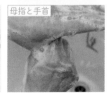
母指と手首

b. 速乾性擦式消毒液での手指消毒

❶ 速乾性擦式消毒液を手に取り、爪・指先を消毒する

Point 消毒液が乾いて少なくなる前に、汚れが残りやすい爪・指先から消毒する

❷ 手掌・手背・指間に擦り込む

手掌と指間

手背と指間

❸ 母指・手首に擦り込み、しっかり乾燥させて消毒する

母指

手首

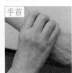

---

② 個人防護具(PPE: Personal Protective Equipment)の着脱

目的 状況に応じて適切な個人防護具を装着することによって、血液・体液・分泌物・排泄物に含まれる病原微生物との接触から身体・衣服を保護する。

手順とポイント
(エプロン、マスク、未滅菌手袋を装備する場合)

a. 着るとき
❶ 手指衛生を行う
❷ エプロンを首にかけて広げ、腰の紐を結ぶ

❸ マスクを隙間がないように装着する

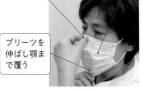

ノーズワイヤーを鼻に合わせる

プリーツ(ヒダ)は下向き

プリーツを伸ばし顎まで覆う

④手袋を
する

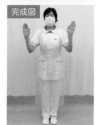

完成図

b. 脱ぐとき

❶手袋を
はずす

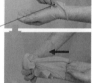

外側を
つかむ

はずした
手袋は丸
めて持つ

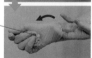

> 注意 素手が手袋の外側に触れない
> ようにする

> 根拠 手袋の外側は不潔であるた
> め

❷手指衛生を行う（エプロンを
したまま行う）

> 根拠 手袋を正しくはずしたつもりで
> も手指の汚染がありうるため

❸エプロンの
首の後ろ
を切り、
中表にた
たむ

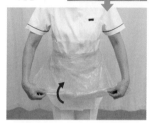

> 注意 エプロンの外側に触れないよう
> にする

❹エプロン
の腰の部
分を切っ
てはずす

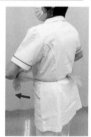

❺マスクを
はずし、
再度手指
衛生を行
う

> 注意 マスクの表面に触れないよう、
> 紐をもってマスクをはずす

■個人防護具装着の例

○:使用　△:必要時使用

看護援助 ＼ 防護具	キャップ	ゴーグル・フェイスシールド	マスク	手袋	エプロン・ガウン	シューズカバー
環境整備			○	○	△	
バイタルサインの測定			△			
シーツ交換			○	△	△	
寝衣交換・清拭			○	△	△	
洗髪			○		○	
食事介助			△			
口腔ケア		△	△	○	△	
陰部洗浄・オムツ交換		△	○	○	○	
導尿			○	○ 滅菌	○	
浣腸			△	○	○	
痰の一時吸引		△	○	○	○	
手術時器械出し	○	△	○	○ 滅菌	○ 滅菌	○

※患者の感染症の有無や各施設の感染症対策の規定に合わせて装着する

Point
- 汚染が広範囲に予想される場合や腕の汚染が懸念される場合は、エプロンではなくガウンを使用する
- 眼だけでなく鼻腔・口腔粘膜も保護する際はフェイスシールドを使用する

目的	清潔・不潔の範囲を明確に区別し、病原微生物の侵入や接触による感染を防ぐ。

留意点	●包装のインジケーターの色を確認し、滅菌されているかを確認する。 ●無菌操作を行う際には、①手指衛生の徹底、②滅菌物の確認（滅菌済であること、有効期限内であること、包装に破損や水濡れがないことなどを確認する）、③清潔区域・不潔区域を明確に区分し環境を整える、④滅菌物を不潔にしない操作の徹底、が重要である。

手順とポイント

a. 滅菌物の取り扱い

●滅菌パックの開封・受け渡し

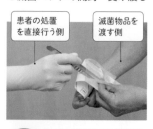

患者の処置を直接行う側

滅菌物品を渡す側

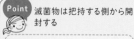

Point	滅菌物は把持する側から開封する

| 根拠 | 先端（患者に処置をする部分）の清潔を保つため |

●消毒液のついた綿球の受け渡し

滅菌物品を渡す側（受け渡し時上側を把持）

患者に直接処置を行う側（受け取り時下側を把持）

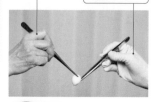

Point	鑷子等の先端は水平より上を向かないようにする

| 根拠 | 先端を上げると綿球の消毒液が手のほうに流れ、先端を下げたときに綿球側に不潔な液が流れるおそれがある |

●注射器・注射針の開封

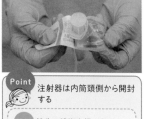

Point 注射器は内筒頭側から開封する

根拠 筒先の清潔を保つため

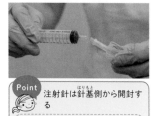

Point 注射針は針基側から開封する

根拠 すぐに注射器と接続し、針基の滅菌を保つ

●注射器を扱う際の注意点

針基　　外筒　　内筒頭

注意 針管には触らない

根拠 針管は患者の体に刺入するため

注意 外筒内に収まる範囲の内筒部分には触れない

根拠 外筒内部の滅菌を保ち、不潔な薬液が患者に入ることがないようにするため

b. 滅菌手袋の装着

❶手指衛生を行い、手袋の滅菌状態に問題のないことを確認し、開封する

❷手袋の内側をもち、片手に装着する

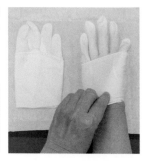

Point 手袋の折り返しはそのままにし、素手では内側のみ触れるようにする

根拠 素手で手袋の外側に触れると不潔になり、滅菌状態が保たれないため

13

❸もう一方の手袋の折り返しの
内側に指を入れる

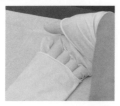

❹もう一方の手袋を装着する

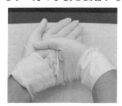

❺折り返しを伸ばす

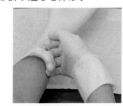

❻最初に装着したほうの手袋の
折り返しを伸ばす

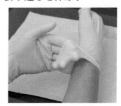

Memo

感染性廃棄物の分類

医療廃棄物のうち、感染症を生じる恐れのある廃棄物を感染性廃棄物とい
う。廃棄物の収集・運搬・保管・処置の行程での安全を確保し、事故を防
止するため、バイオハザードマーク（全3色）で分類して廃棄する。

	☣ 液状または 泥状のもの	☣ 固形状のもの	☣ 鋭利なもの
主な感染性 廃棄物	血液、体液、手術 等で発生した廃液 など	血液等が付着した ガーゼなど	注射針、メス、アン プル、血液の付着し たガラス片など
廃棄時の 梱包	密閉容器	丈夫なプラスチック 袋を二重にして使用 または堅牢な容器	耐貫通性のある丈 夫な容器

④ 針刺し事故防止

目的	B型肝炎ウイルス（HBV）、C型肝炎ウイルス（HCV）、ヒト免疫不全ウイルス（HIV）等の感染症をもつ患者からの受傷による感染を避ける。

予防方法

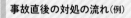

❶観血的な医療行為等で適切に防護具を装着する
❷針・刃物の操作を適切に行う
❸処置後の針は迅速に専用容器（**右図**）へ廃棄する

事故直後の対処の流れ（例）

❶速やかに傷口を流水洗浄する
❷アルコールまたはポビドンヨードで傷口を消毒する
❸教員（上司）や、患者の主治医、感染対策関係部署に事故の報告
❹本人と患者の採血で感染症（HBs抗原、HCV抗体等）の確認

❺HBs抗原・HBs抗体陰性の場合、抗HBs人免疫グロブリン（HBIG）を遅くとも48時間以内に接種し感染予防
❻1か月後、3か月後、6か月後等に本人の検査（HBs抗原、HCV抗体、AST〈GOT〉、ALT〈GPT〉、HIV抗体など）を実施し経過観察

Memo

患者誤認防止策

患者誤認に伴う医療事故や健康被害の防止に、以下のような対策がある。

指示の二重チェック	患者確認方法の工夫	コンピューターシステムの活用

氏名と生年月日を教えてください

環境整備

| 目的 | 患者にとって安全・安楽な環境を整備する。また、面会者や医療従事者などの関係者にとっても安全・安楽な環境を整える。 |

1 病室の環境整備

温度
夏：25〜27℃
冬：20〜22℃

空気
定期的に換気する

照明
100〜200ルクス

湿度
50%前後

音
40〜50dB以下

※数値はめやす

2 ベッド周辺の環境整備

①ベッドの高さ	転倒・転落を予防するため、端座位で足底が床につく高さにする（ケアを行う際は看護師の腰の高さまで上げる）
②ベッドの足	ベッドが動かないようにストッパーをかけておく
③ベッド柵	転倒・転落の予防や寝具の転落防止のため、必要時設置する
④ベッド周辺の清潔	テーブル、ベッド柵のほか、酸素の配管付近や点滴スタンドの下方なども定期的に消毒タオルでしっかり拭く。定期的に、また必要に応じてシーツ交換を行う
⑤排泄物、汚染物の除去	排泄物、汚染物はそのつど処理する
⑥物品の補充・配置	患者に必要な物品（ティッシュペーパー、ガーグルベースン、ナースコールなど）は、見やすく取りやすいように（また捨てやすいように）配置する

バイタルサインの測定

目的

人間の生命活動における重要な指標である「呼吸」「体温」「血圧」「脈拍」(意識レベルや尿量を含むこともある)の状態を正確に把握する。

留意点

- バイタルサインの測定は、定期的にほぼ同じ時間帯で1日に1〜3回、運動や食事の影響を受けにくい安静時に同じ部位で測定することを基本とする(例:朝7時前後の起床時、午後14時頃の安静時、夕方18〜19時頃)。
- 測定・観察の回数は、患者の健康状態が落ち着いていれば1日1回としたり、状態が不安定であれば多く行ったりする。また、手術後などは医師から測定間隔の指示が出ることもある。
- 侵襲のある検査を行う場合、検査前・中・後に測定する。
- バイタルサインの測定は、それぞれ患者に説明し、同意を得て実施する。

必要物品

❶ 体温計(腋窩体温計または非接触型体温計)
❷ 秒針付き時計
❸ パルスオキシメーター
❹ アネロイド血圧計
❺ 聴診器
❻ アルコール綿

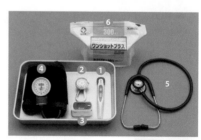

看護師の装備

マスク(必要時)

手順とポイント

1 体温測定（腋窩）
基準値：36～37℃未満

素肌の腋窩中央部に、体温計の検温部を30～45°の角度で入れて測定する

> **根拠** 腋窩中央付近は腋窩動脈が走行しており、深部体温に近い体温を測定できる

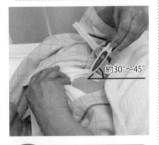

約30°～45°

> **Point** 片麻痺の場合は健側で測定する

> **根拠** 健側に比べて麻痺側は循環が悪く、体温が低く測定されるおそれがある

> **Point** 腋窩に汗をかいている場合、汗をタオル等で拭いてから測定する

> **根拠** 水分が気化する際に体から熱が奪われるため、体温が低く測定されるおそれがある

> **Point** 38～38.5℃を超え、熱感著明なときはすぐに報告し、冷罨法や、医師の指示があれば解熱剤の投与を行う。また、悪寒戦慄が激しいときは掛け物などで保温する

2 脈拍測定
基準値：60～80回/分

橈骨動脈に示指・中指・薬指の3本を当てて正確に拍動を触知する

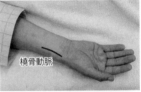

橈骨動脈

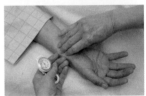

> **Point** 1分間の回数から、頻脈（100回/分以上）や徐脈（60回/分以下）でないか、リズム不整や拍動の結滞（結代・欠代）がないかなどを観察する

> **Point** 頻脈や徐脈、不整脈があるときは胸部不快感、胸痛、動悸などの胸部症状を観察し、報告する

3 呼吸測定
基準値：14〜20回/分

脈を測っているように見せて呼吸数を測る

根拠 呼吸は大脳で意識的に制御することもできるため、意識させると呼吸数が変化するおそれがある

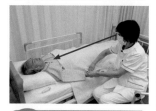

Point 呼吸困難感があるときは、起座位にして安楽をはかり報告する

4 SpO₂（経皮的動脈血酸素飽和度）の測定
基準値：95%以上

❶ 発光部と受光部に指を挿入

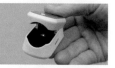

❷ 表示されたSpO₂を観察

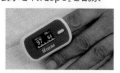

Point 90%以下の場合は、一般に酸素吸入の適応となるためすぐに報告する

5 血圧測定
正常血圧：120/80mmHg未満

❶ 測定部位を露出させる

Point 測定中は腕を楽に伸ばし、なるべく動かないように伝える

❷ マンシェットを巻く

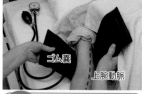

ゴム嚢
上腕動脈

Point マンシェットと心臓がほぼ同じ高さであることを確認する

根拠 測定部位が心臓より低くなると、中枢から末梢への血流が増して血圧は高くなる。測定部位が心臓より高くなると、中枢から末梢への血流が減って血圧は低くなる

Point 上腕動脈にゴム嚢のほぼ中央を合わせて巻く

根拠 上腕内側から肘窩にかけて上腕動脈が走行しているため、そこにゴム嚢がかかるように巻くことで、上腕動脈を均等に圧迫でき、正確な測定につながる

(p.19②の続き)

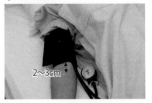

2〜3cm

Point 指が1〜2本入るきつさでマンシェットを巻く(血圧計の取り扱い説明書には"ピッタリ巻く"と書いてあるものもある)

根拠 適度な圧迫で正確な血圧値を得るため。緩すぎると加圧時にゴム嚢が外側にも膨れてより加圧が必要になり、血圧が高く出てしまうおそれがある。マンシェットに伸縮性はないため、この段階できつすぎるということはない

Point マンシェット下縁が肘窩から2〜3cm上になるように巻く

根拠 聴診器のチェストピースを当てる位置を確保し、マンシェットとチェストピースが接触することによる雑音を避けるため。また、マンシェット内にチェストピースが入ってしまうと、ゴム嚢全体で均等に動脈を圧迫できなくなるおそれがある

❸ 聴診器をしっかり耳に入れ、膜面の音が響くことを確認する

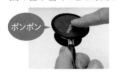

ポンポン

❹ 上腕動脈に聴診器の膜面を当てる

肘窩の上腕動脈の拍動を確認	拍動部位に聴診器を当てる

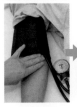 →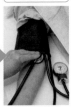

❺ 送気球のネジが締まっていることを確認し、平常の収縮期血圧より20〜30mmHg上まで迅速に加圧する

例)平常が約130〜140mmHgであれば約150〜170mmHgまで加圧するとよい

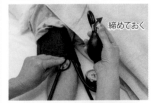

締めておく

❻ 送気球のネジを徐々に緩めて減圧する

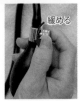

緩める

Point 1拍動または1秒につき2mmHg程度の速度で減圧していく

根拠 減圧が早すぎると正確に血圧値を読み取ることができない。また、減圧がゆっくり過ぎると締め付け時間が長くなり患者に苦痛を与える

注意 加圧が足りないと、減圧した途端に収縮期血圧が聞こえる場合がある。そのときはすぐに再度加圧してから再度減圧を始める

❼減圧し、最初に拍動音が聞こえたときの値＝収縮期血圧を読みとり記憶する

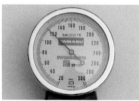

Memo 収縮期血圧は、心臓が収縮したときの動脈圧で、最大血圧、最高血圧ともいう。上図の場合、収縮期血圧120mmHgとなる。診察室における収縮期正常血圧（2019年日本高血圧学会による）は120mmHg未満

❽さらに減圧し、拍動音が聞こえなくなったときの値＝拡張

期血圧を読み取り記憶する

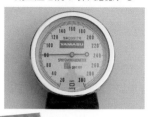

Memo 拡張期血圧は心臓が拡張したときの動脈圧で、最小血圧、最低血圧ともいう。上図の場合、拡張期血圧は80mmHgとなる。診察室における拡張期正常血圧（2019年日本高血圧学会による）は80mmHg未満

Point 収縮期血圧が180mmHg以上のとき、拡張期血圧が60～80mmHg以下のときは医師に報告する

❾拡張期血圧を聴取したらすぐにネジを完全に開放し、ゴム嚢の空気をすべて排気する（針は0mmHgにしておく）

❿マンシェットをはずし、寝衣を整える（必要時値を伝え、一般状態を観察する）

⓫血圧計と聴診器を片付ける。聴診器のチェストピース部・イヤーピース部はアルコール綿で拭く

Part 3 バイタルサインの測定

21

罨法（あんぽう）

目的	温熱刺激による循環の促進や安楽、寒冷刺激による鎮痛・消炎効果、熱感部位の安楽をはかる。

留意点	●意識不明や感覚麻痺がある場合は、凍傷（とうしょう）・火傷（かしょう）を起こさないように注意する。水漏れ、お湯漏れに注意する。 ●患者に説明し、同意を得て行う。

1 冷罨法（氷枕）

必要物品

❶氷枕（ひょうちん）
❷じょうご（ろうと）
❸スコップ
❹氷
❺留め金（2個）
❻タオル
　（水気の拭き取り用）
❼ビニール袋
❽氷枕カバー

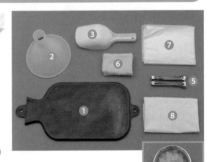

手順とポイント

❶じょうごを使い、氷枕に氷を入れる

> **Point** 氷が大きく角がある場合は、水にさらして角を取ってから使用する
>
> **根拠** 角のある大きい氷をそのまま使用すると患者にとって安楽でなく、また氷枕のゴムを傷めるため

❷氷枕の空気を抜く

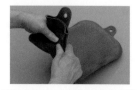

根拠 空気があると効率よく冷やせないうえ、頭部が不安定になりやすい

❸留め金をする

Point 留め金は念のため2個使用し、互い違いに留めるとよい

❹表面の水分を拭いてビニール袋で覆う

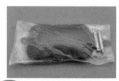

Point 水漏れしないように配慮する

❺カバーをして頭部を冷やす

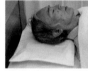

注意 氷枕で肩を冷やさないようにする

根拠 血液循環障害による寒気や肩こりのおそれがあるため

Point 意識状態が悪い患者では凍傷のおそれがあるためこまめに観察する

Memo

その他の冷罨法

●氷嚢
①氷嚢袋に氷を入れ、空気を抜いて口を結ぶ
②ビニール袋、カバーで覆い氷嚢吊りに下げて用いる

●市販のアイスパック等
冷凍し、カバーをかけて使用する。使用のつど消毒して冷凍室に戻す

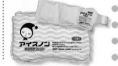

23

② 温罨法（湯たんぽ）

必要物品

❶ 湯たんぽ　❷ お湯
❸ 湯温計　❹ タオル
❺ 湯たんぽカバー（厚手の生地
　で湯たんぽすべてを覆うもの）

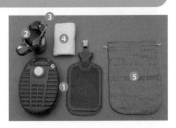

手順とポイント

❶ 湯たんぽ
　にお湯を
　入れ、しっ
　かり栓をす
　る

> **Point** 金属・プラスチック湯たんぽ
> であれば約80℃、ゴム製湯
> たんぽであれば約60℃のお
> 湯を用いる

> **注意** 看護師も火傷に注意する

❷ タオルで水
　分を拭き
　取ってから
　カバーを
　する

> **Point** 湯たんぽをタオルでつかむ
> などし、火傷に注意する

❸ 低温火傷を防ぐため、10cm以
　上体から離して置く。患者が
　動く場合もあるため注意する

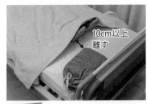

10cm以上
離す

Memo

低温火傷

● 45℃前後かそれ以上のものに
　長時間触れ続けていることで
　起こる火傷のこと
● 皮膚の表面に変化が出にく
　く、身体深部までダメージを
　受けていることが多い
● 皮膚の薄い高齢者、糖尿病な
　ど末梢神経障害がある人、ス
　テロイド使用で皮膚が脆弱化
　している人、麻痺などで体動
　困難のある人などは要注意

目的	自力での姿勢保持や体位変換、移乗動作などができない人の身体的・精神的な苦痛を緩和し、廃用症候群などの悪影響を軽減・予防する。
留意点	●作業をスムーズかつ安全に行うため、あらかじめベッド周囲を整えておく（ベッドの高さの調整、ストッパーの確認、床頭台や椅子の移動など） ●患者に説明し、同意を得て行う。

看護師の装備

患者の体を傷つけないよう時計や指輪ははずし、胸ポケットのボールペンなどが落ちないよう注意する

1 体位変換

手順とポイント

a. ベッドの片側寄せ

❶周囲の環境を整え、患者の体を小さくまとめる

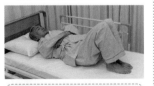

根拠 重力の分散を防ぎ、体を動かしやすくする

❷後頸部〜肩と腰部の下に腕を差し込み、上半身を水平に引き寄せる

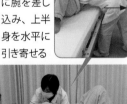

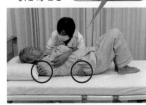

Point 重心を患者に近づけて下から十分に支え、大きな筋群を動員して引き寄せる

根拠 看護師にかかる負担が減って移動が安定し、患者に安心感も与える

❸腰部と膝下に腕を差し込み、下半身を水平に引き寄せる

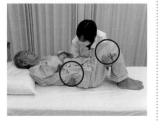

❹姿勢を整え安全・安楽を確認する

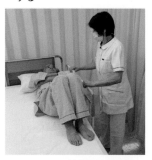

注意 ベッドの片側に体を寄せたときは、転落を防ぐために速やかにベッド柵をする

---

b. 仰臥位から側臥位

❶p.25a.を行って患者をベッドの片側に寄せ、体を小さくまとめる

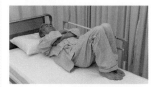

❷肩と膝(または肩と腰)を支える

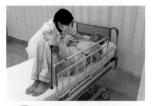

Point 膝をしっかり曲げると体を回転させやすくなる

根拠 力が垂直方向にかかりやすくなり、力のモーメントを最大限に活用できるため

❸患者を看護師側に向かせ(回転させ)、側臥位にする

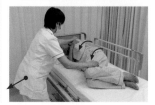

❹姿勢を整え、患者の安全・安楽を確認する

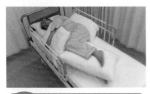

Point 枕やクッションで支えることで安楽な姿勢を維持しやすくなる

根拠 側臥位は体を支える基底面積が狭いが、クッション等で基底面積が広がり安定するため

c. 仰臥位からベッド上座位

❶周囲の環境を整え、患者の体を小さくまとめる

❷後頸部〜肩と、腰部の下に腕を差し込み、上体を起こす

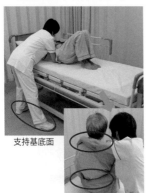

支持基底面

Point 重心を患者に近づけて下から十分に支え、大きな筋群を動員して起こす

根拠 移動が安定し、患者に安心感も与える

Point 支持基底面を広くとり、膝の屈伸を活用して重心を移動するとよい

根拠 姿勢が安定し、むだなく力が働くようになる

Point 起立性低血圧に注意しながら、ややゆっくり起こす

❸姿勢を整え安全・安楽を確認する

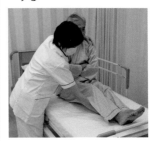

ベッド上座位での安楽のための工夫例

● 枕（クッション）を用いて快適な
　姿勢をサポートする
● 必要時、膝を屈曲する

Point 呼吸困難時は仰臥位より起座位のほうが楽

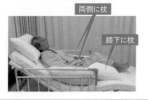

両側に枕

膝下に枕

根拠 ①下半身からの静脈還流が減少するため、心肺の負担が緩和される
②横隔膜（おうかくまく）が下がりやすくなり呼吸面積が増える
③痰を喀出しやすい

---

d. 仰臥位から端座位

❶ ベッドの高さを、患者が端座位になったときに床に足底部がつく高さにする

注意 低い高さでの介助となるため、看護師は腰を痛めないよう注意する

❷ 患者をベッド上座位にする
※p.27c.❸までと同じように行う

❸ 患者の後頸部〜肩と、膝下を支える

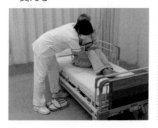

Point 肘窩で後頸部を支え、頭部の安定をはかる

❹ 殿部を軸に回転する

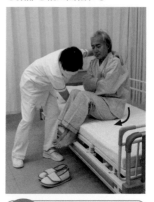

Point 移動方向・方向転換を考えた足の位置・向きを意識する

⑤ 履物を履かせ、姿勢を整え、安全・安楽を確認する

Point 両手をついたり、ベッド柵を支えにしたり、足幅を広げたりしてもらうと姿勢が安定する

根拠 支持基底面が広くなるため。腰背部に枕などを当てるのも効果的である

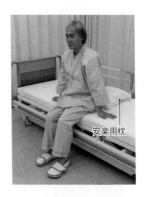

安楽用枕

② 車椅子への移乗介助

手順とポイント*

❶ 患者を端座位にし、車椅子をベッドに対して約20〜30°の角度に配置する

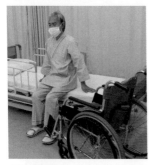

*顔の接触を考慮し、写真では患者役もマスクを着用している

注意 患者が安全に移乗できるよう、車椅子の左右のブレーキをかけ、フットレストを上げておく

Point 自力移乗できる患者で麻痺がある場合は、車椅子を健側に置くようにする

❷ 肩に手を置いてもらい、看護師は患者の腰部を支える

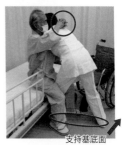

支持基底面

Point 看護師は移乗範囲とその方向を考えて支持基底面を広くとり、足の向きを工夫する

Point 患者には足を引いて前傾姿勢をとってもらうと立ち上がりやすい（「 Memo 座位から立位」参照）

❸立ち上がりを介助した後、方向転換する

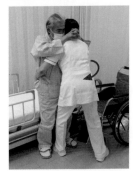

❹シートに座らせる（患者の座りが浅い場合は患者に腕を組んでもらい、腋窩から両腕を入れて前腕を軽く握り、引き寄せる）

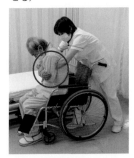

❺フットレストを上げ、両足を乗せる。適宜、膝掛けなどで保温する

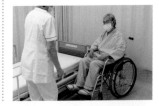

Memo

座位から立位

足を手前に引いて前傾姿勢になると、支持基底面内に重心がくるため立ち上がりやすい

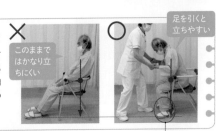

× このままではかなり立ちにくい

○ 足を引くと立ちやすい

支持基底面

手順とポイント

❶ ベッドにストッパーがかかっていることを確認し、オーバーテーブルや床頭台を離すなどして周囲の環境を整える

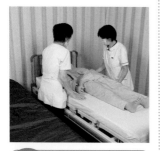

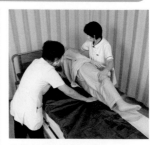

Point 掛け布団や枕をはずし、作業のじゃまにならないところに置いておく

Point ストレッチャーはベッドと高さを同じにしておく

根拠 移乗時に高さが違うと、患者に不安を与えたり、ケガをさせたりすることがある

❷ 患者を側臥位にし、スライディングシート(またはシーツ等)を敷く

❸ 患者を仰臥位に戻し、スライディングシートの上に患者が乗るようにする

Point 患者の腕は胸の前で組んでまとめるとよい

❹ ストレッチャーをベッドに寄せ、ストッパーをかけて柵を立てる

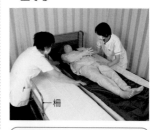
──柵

注意 ストッパーと柵を忘れると、移乗時に患者が転落する危険性がある

❺一方の看護師は患者の体を押し、もう一方の看護師はスライディングシートを引き寄せ、患者をストレッチャーに移乗させる

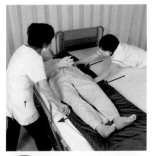

Point 患者を高低差なく水平に移乗させることで、患者の不安やケガを防ぐとともに、看護師の負担が軽減する

❻移乗後、患者を側臥位にしてスライディングシートを引き抜く

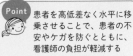

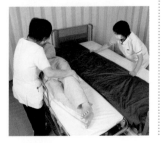

❼患者を仰臥位に戻して姿勢を整える

Point 枕をして患者を安楽にしたり、掛け物をして寒気を防いだりするとよい

❽ストレッチャー側の看護師は患者を支え続け、ベッド側にいた看護師はストレッチャーのストッパーをはずしてベッドとストレッチャーの間に入り、ストレッチャーのもう一方の柵を上げる

移乗完了図

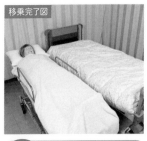

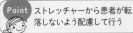

Point ストレッチャーから患者が転落しないよう配慮して行う

※ストレッチャーからベッドへの移乗はこの逆を行う

車椅子の移送介助時の注意点

- 坂道では、患者が常に上り坂の高いほうを見るように移送する（転落予防のため）
- エレベーターでは患者に入り口が見えるように入る
- 段差ではティッピングレバーを踏んで前輪を上げる
- 高めの段差で降りるときは坂道を下るように後ろ向きに降りる

ストレッチャー移送時の注意点

- 平地では患者が進行方向を見られるようにする
- 坂道では患者の頭が足側より高くなるようにして移送する
- エレベーターでは患者に入り口が見えるように入る

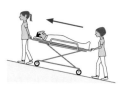

片麻痺患者の歩行介助

- 看護師は一般的には患側後方か不安定な側に立って介助する

根拠 自助能力のある健側の力をじゃましないため

- 患者は患側後方以外に転倒する場合もあるため注意し、ふらつきがみられたらすぐに支える
- 平地での歩行は「杖➡患側の足➡健側の足」の順に歩くよう指導する

- 階段を上るときは「健側の手（杖）➡健側の足➡患側の足」の順に、下りるときは「健側の手（杖）➡患側の足➡健側の足」の順に1段ずつ進む

根拠 一番体重のかかる足を健側にするため

上るとき

下りるとき

Part 5 姿勢と体位

シーツ交換

目的	清潔な寝具を用いて寝心地のよい崩れにくいベッドを作成し、患者に衛生的な環境を提供して気分を爽快にする。

留意点	●シーツ交換によって埃が出るため、適宜換気しながらマスクを着用して実施する。
	●定期的に、あるいは汚染時に清潔な寝具に交換し、感染を予防する。
	●感染症のある患者の寝具、血液・体液等の付着した寝具は手袋をして取り扱い、ビニール袋や指定の容器に入れて感染を防ぐ。
	●作業をスムーズかつ安全に行うため、あらかじめベッド周囲を整えておく（ベッドの高さの調整、ストッパーの確認、床頭台や椅子の移動など）。ベッド上に置いてあるものはいったんよけておき、患者の生活のしやすさなどを考慮して作業後にもとに戻す。
	●あらかじめ患者に説明し同意を得て行う。患者には別室で待機してもらうか、あらかじめ了解を得られれば検査などの間に実施してもよい。

必要物品（共通）

❶ シーツ ❷ 枕カバー
❸ 掛け布団カバー
❹ 粘着クリーナー
❺ ランドリーバッグまたはビ
ニール袋（大）
❻ 拭き掃除用アルコールガー
ゼとごみ袋など

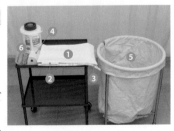

※必要時：交換用の掛け布団・枕・マットレス
パッド、防水シーツ、バスタオルなど

マスク（必要時、未滅菌手袋とエプロン）

1 患者がいない場合のシーツ交換（2人で行う場合）

手順とポイント

❶ 汚れたシーツ
を取り除き、
粘着クリー
ナーで埃など
を取る

> **Point** シーツは内巻きに丸め、埃な
> どが飛び散らないようにする

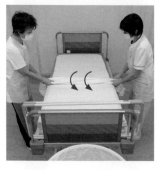

❷ 縦長1/4に折ったきれいな
シーツをベッド半分に置く

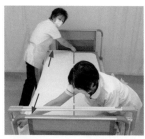

> **Point** シーツとマットレスの中心線
> を合わせる。また、頭側・足
> 側に余るシーツ（後で入れ込
> む部分）の長さを均等にする

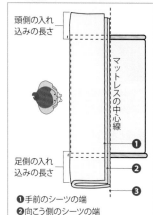

頭側の入れ
込みの長さ

マットレスの中心線

足側の入れ
込みの長さ

❶手前のシーツの端
❷向こう側のシーツの端
❸シーツの中心線

❸マットレス上に均等にシーツ
を広げる

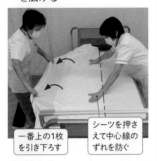

一番上の1枚
を引き下ろす

シーツを押さ
えて中心線の
ずれを防ぐ

❹下ろしたシーツをマットレス
の下に入れる

※シーツの角のつくり方はp.41参照

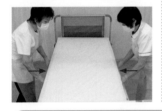

Point シーツは頭側、足側、中央
の順にしわ・たるみなく整え
ていく

❺枕カバー、掛け布団カバーを
交換する

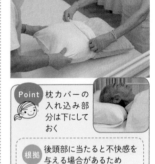

Point 枕カバーの
入れ込み部
分は下にして
おく

根拠 後頭部に当たると不快感を
与える場合があるため

❻清掃、片付けを行い、患者が
別室で待機している場合は
シーツ交換が終了したこと
を伝える

② 臥床患者がいる場合のシーツ交換

手順とポイント*

a. 2人で行う場合

❶患者を側臥位にして、汚れた
シーツを引き出す

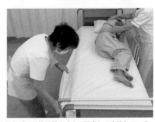

*本来はタオルケットなどをかけて保温をしながら行うが、手技の見やすさに配慮して省略している

Point 患者が向く側にはベッド柵を立て、やさしく側臥位にする

根拠 患者の転落や打撲を防止するため

❷汚れたシーツを丸めていき、患者の体の下に入れる

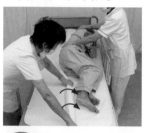

Point シーツは内巻きに丸め、埃や汚れが飛び散らないようにする

❸粘着クリーナーでマットレスやパッド上の埃などを取る

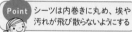

Point 適宜、患者の気分を確認する

❹空いた側にきれいなシーツを広げ、マットレスの下に入れる

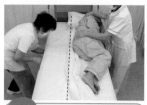

Point マットレスを上げすぎない

根拠 患者に振動を与えることを防ぐとともに、整えたシーツが崩れないようにする

Point シーツは頭側、足側、中央の順にしわ・たるみなく整えていく

❺患者をきれいなシーツ側に向かせ、汚れたシーツを取る

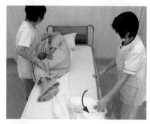

Point 患者が向く側にベッド柵をしておく

Point シーツは内巻きに丸め、埃等が飛び散らないようにする

❻マットレスやパッド上の埃などを取る（❸と同様）

❼きれいなシーツを引き出し、マットレスの下に入れる（❹と同様）

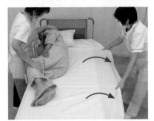

❽患者を仰臥位に戻し、枕カバーや掛け布団カバーを交換する

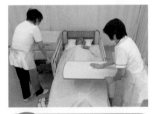

Point 患者の気分等を確認し、環境整備を行う

b. 1人で行う場合

❶汚れたシーツをすべて引き出す

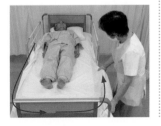

 Point 患者へ振動を与えない

❷ベッド柵を立て、患者を側臥位にする

 注意 ベッド柵を立てないと患者が転落するおそれがある

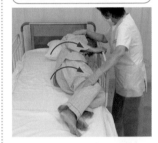

❸汚れたシーツを丸めて患者の体の下に入れ、空いた側にきれいなシーツを広げ、整える

※以下、p.37 a.❺〜と同様に行う

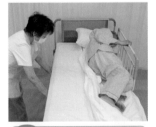

 Point 反対側の作業を行う際は、患者を反対向きの側臥位にする前に必ずベッド柵を立てる

手順とポイント

❶ シーツを新しいものに交換する
　※p.35参照

❷ 必要時、体幹部や殿部下にかけて防水シーツを敷く

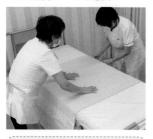

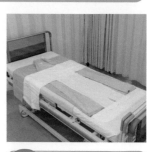

 根拠 手術侵襲による創部・ドレーンからの排液や、膀胱留置カテーテルなどによる寝具の汚染防止のため。汚れた場合にすぐに交換できる

 Point 頭部の下にバスタオルを敷いておく

根拠 手術侵襲や麻酔剤の副作用に伴う嘔気・嘔吐のおそれがあるため。また、含嗽介助などで汚染したときにすぐに交換できるため

❸ 寝衣を準備し、ベッドに広げておく

Point 寝衣はワンサイズ大きいガウン式を準備する

根拠 術直後で体動困難な患者に迅速に寝衣を着せるため。ガウン式寝衣は前面がはだけるため全身の観察・処置が容易で、ウエストなどを締めつけない

 Point 必要に応じて胸帯や腹帯、T字帯なども広げておく

根拠 開胸術の場合は胸帯、開腹術の場合は腹帯をすることによって、創部の固定・保護をはかる。膀胱留置カテーテルを挿入予定の場合は、パンツ等で膀胱留置カテーテルを屈曲させないためT字帯を活用する

❹ 手術部に迎えに行く前は、ベッドを電気毛布などで温めておく

(p.39❹の続き)

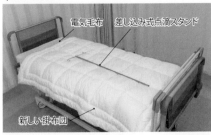

電気毛布　差し込み式点滴スタンド

新しい掛布団

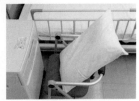

根拠 術中は麻酔の影響で代謝が下がり、出血等による体液喪失で体温が低下しやすいため、術直後にシバリング(悪寒戦慄)を起こす患者が多い

❺ベッドから枕をはずしておく

根拠 麻酔からの覚醒状態が安定するまでは気道確保の体位とするため、枕は不要である

Memo

シーツの交換・整備のQ&A

Q. 尿・便失禁のためシーツが汚れた

A. シーツを交換し、汚れたものはビニール袋に入れ、ビニール袋には「○○汚染シーツ○枚」とマジック等で記載し、所定の場所に置く

※施設によっては、アクアフィルムなどの水溶性ランドリーバッグ(直接熱水洗濯機に投入可能で、洗濯機の熱水で完全溶解する)に入れて洗濯に出すようにしているところもある

Q. 防水シーツを敷いていたが、術後離床の許可が出てトイレ歩行となりドレーンも抜けた

A. 防水シーツは吸水性に乏しいため、不要となった場合ははずす

Q. 褥瘡リスクのある患者で、エアーマットレスを使用している場合

A. 体圧分散性能の高いエアーマットレスでは、伸縮性がない綿シーツをピンと張るとエアーマットレスの膨張収縮動作を阻害し、体が適正に沈まなくなって骨突出部などに圧がかかる場合がある。そのため、エアーマットレスではシーツの角は三角に整えず、シーツの端の左右をマットレスの下で結んだり、マットレス下にあるバンドにシーツの端を挟んだりして多少ルーズフィットにする

シーツの角のつくり方

① ヘッドボード側（またはフットボード側）からシーツを入れ込む

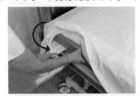

② シーツの端をマットレスに対して垂直にし、黒点線から下の◯をマットレスに入れる

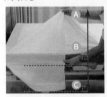
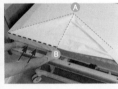

③ ◯を持って赤点線で折り、折り返しを押さえつつ三角の角を整える

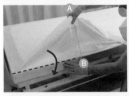
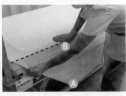

④ 残りの部分を入れ込んで完成

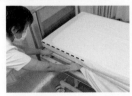
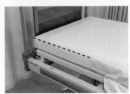

衣生活・清潔

1 寝衣交換と清拭

目的

●寝衣を清潔なものに交換し、皮膚の清潔・保護をはかる。
●清拭は主に次のことを目的として行う。
①皮膚・粘膜・体毛の埃・垢・微生物・発汗などを除去して感染を予防し、皮膚や感覚機能などの維持・回復・拡大をはかる
②皮膚・粘膜への温熱・マッサージ効果で循環・代謝を促進する
③筋肉・関節運動による運動機能の維持・回復・拡大をはかる
④心身の健康状態を観察する

留意点

●疾患・治療処置・疼痛部位などを確認し、その患者に適した方法や物品を選択する。
●不必要な露出を避け、寒気や羞恥心・プライバシーに配慮する。
●清拭は寒気や火傷を起こさない適温で、適度な力加減と気持ちのよいストロークで行う。
●患者にとって安全・安楽な姿勢で、最低限の体位変換で実施する。
●援助は患者の自立度に応じて行い、援助しながら全身状態を観察する。
●患者の社会背景・習慣・好み、日課、検査や治療時間、希望などを尊重・確認して実施時間を調整する。
●患者に説明し、同意を得て行う。

必要物品(共通)

❶50~55℃のお湯入りベースンとバケツ
❷湯温計
❸タオル
❹バスタオル
❺おしも用のタオルまたはガーゼ
❻清拭剤
❼寝衣

❽下着
❾ビニール袋（汚れた
　寝衣を入れる）
　※お湯は介助の直前に用意
　　し、すぐに使うようにする

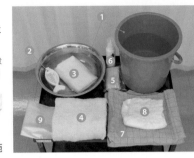

看護師の装備（共通）

マスク（未滅菌手袋、
エプロンなど病院・施
設で決められている防
護具を装着）

手順とポイント

a. 端座位の患者の甚平式寝衣交
　換と清拭（1人で介助する場合）

❶環境・患者の準備を行う

> **Point** 寒さを感じないように室温を
> 調整し、カーテン等で羞恥
> 心やプライバシーに配慮する

> **Point** 看護師が安全に効率よく介
> 助できるように物品配置や
> 立ち位置を工夫する

❷汚れた寝衣を脱いでもらう

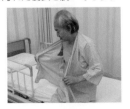

> **Point** なるべく患者の自助能力を
> 活かす

❸お湯で絞ったタオルで上半身
を拭いてもらい（必要時介助
する）、すぐに水分を拭き取る

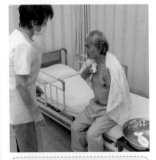

> **根拠** 水分が蒸発するときに体の熱
> を奪う（気化熱）ので、すぐに
> 拭き取らないと寒気を感じる

❹ きれいな寝衣を着せる

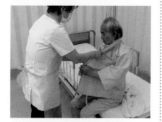

❺ ズボン・下着を脱がせる

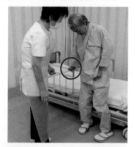

> **Point**
> ベッド柵につかまってもらう など転倒予防をはかる

❻ 下肢・陰部を清拭する

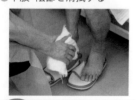

> **Point**
> 安定した姿勢で、本人ので きないところを介助する

❼ きれいな下着・ズボンを履か せる

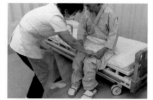

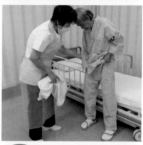

> **Point**
> ベッド柵につかまって立ち上 がりながらズボンを履いても らうなど、自助能力があれば 活用する

❽ 片付ける

> **Point**
> 患者自身での洗濯が困難な 場合で、私物の寝衣を着用し ている場合は、家族がわかる ように洗濯物を片付ける。借用寝衣や 便・尿・血液などの汚染がある場合は、 病院の所定場所に規定に従い片付ける

b. 臥床患者のガウン式寝衣交換と清拭（2人で介助する場合）

※全介助の例を示すが、実際には患者の自立度に応じて介助の範囲を考慮する

❶ ベッドと周辺の環境を整える

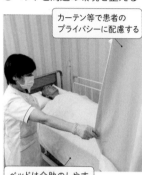

カーテン等で患者のプライバシーに配慮する

ベッドは介助のしやすい高さに調整し、床頭台などはベッドから離す

Point 寒さを感じないように室温を調整する

❷ お湯で絞ったタオルで顔・首・耳を拭く

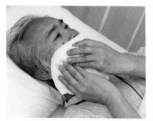

Point 患者自身で拭ける場合はやってもらう

根拠 なるべく患者の自助能力を活かすため

Point お湯は介助直前に50～55℃のものを用意する。絞ったタオルは適温（42℃前後）で拭く。適温かどうか看護師の前腕内側で確認するとともに、患者にも適宜確認する

❸ 両袖を脱がせて寝衣を開き、体幹部をバスタオルで覆う。手・上肢を拭き、すぐに水分を拭き取る

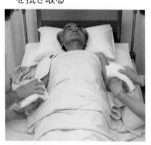

根拠 水分が蒸発するときに体の熱を奪う（気化熱）ので、寒気を感じさせないようすぐに拭き取る

Memo

先に体の前面を清拭して側臥位にし、上側になったほうから寝衣を脱いでもらう方法もある

❹胸・腹部を拭き、水分を拭き
取る

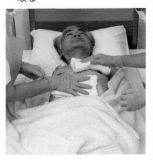

❺足・下肢を拭き、水分を拭き
取る

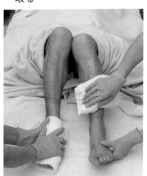

Point　定期的な足の清潔保持と
皮膚の保全は、足・爪の白
癬症（水虫）の予防につなが
る。入浴・足浴・爪切時には、傷や
白癬症、皮膚の変色、足の変形の有
無などを観察するとよい

Memo

白癬症の症状

症状として皮膚剥離（はくり）、角質増殖
があり、爪白癬では爪の肥厚・
白濁・剥がれ・爪表面の凸凹な
どが観察される

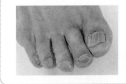

❻下着を脱がせて陰部を拭き、
おしも用タオルか使い捨て
ガーゼで水分を拭き取る

男性

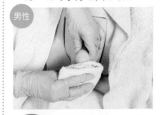

Point　男性の場合、陰茎・陰嚢を
持ち上げて重なり部分も清
拭する

女性

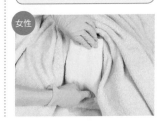

Point 女性の場合、肛門側の汚れが尿道口につかないように気をつける

根拠 尿路感染の予防のため

❼側臥位にし、背部・腰部を清拭（洗浄）してすぐに水分を拭き取る

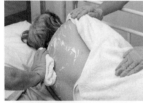

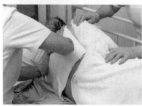

Point 背部は皮脂分泌が盛んで毛穴の詰まりが起こりやすい。そのため必要に応じ、清拭剤やボディソープを活用してマッサージしながら汚れを落とす。石けん分は蒸しタオルでしっかり拭き取るようにする

注意 患者を側臥位にしたままベッド柵をせずに離れないように注意する

❽殿部・肛門部を清拭（洗浄）する（必要時手袋を交換する）

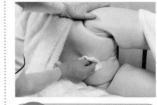

Point 肛門部位に異常がないか、褥瘡好発部位である仙骨部に異常がないか観察しながら行う

❾側臥位の患者の上側にきれいな寝衣を着せ、きれいな寝衣と汚れた寝衣を体の下に入れる

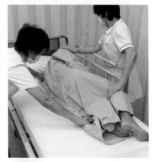

Point 寝衣をしっかり入れ込めば1回の体位変換で済む

❿仰臥位にし、汚れた寝衣を引き出して脱がせる

(p.47❿の続き)

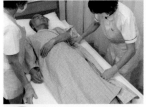

Point 寝衣はやさしく引き出し、振動を与えないようにする

⓫きれいな寝衣を引き出し、もう一方の袖に手を通してもらい、寝衣を着せる

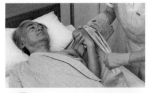

Point 関節に負担をかけないようにする

⓬きれいな下着を履かせる

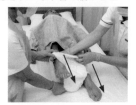

⓭寝衣の紐を結び、しわを伸ばして着心地や気分を確認する

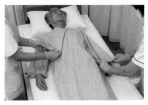

⓮a. ❽と同様に片付ける

c. 点滴をしている患者のガウン式寝衣交換と清拭(2人で介助する場合)

❶p.45b.❷まで同様に行う

❷点滴していない側(健側)を脱がせ、点滴をしている側(患側)は袖を通したまままくり上げて、手・上肢を清拭する

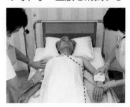

❸寝衣を開き、身体前面を清拭する

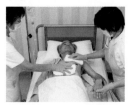

Point バスタオル等で不必要な露
出を避ける

❹ 足・下肢や陰部を清拭する
（p.46参照）

❺ 点滴をしている側を下にした
側臥位にして、背部・腰部
を清拭（洗浄）する

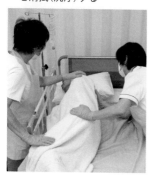

❻ 殿部・肛門部を清拭（洗浄）す
る（p.47参照）

❼ 汚れた寝衣
を患者の体
の下に入れ
る

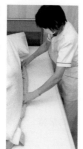

❽ 仰臥位に
し、汚れた
寝衣を引き
出して脱が
せる（上肢➡
点滴ルート
➡ボトルの
順に脱ぐ）

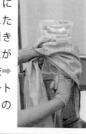

注意 点滴刺入部位が引っ張られた
り、ボトルから点滴セットが抜
けたりしないよう注意する

❾ きれいな寝衣の、点滴をしてい
る側の袖に
ボトルや上
肢を通して
いく（ボトル
➡点滴ルー
ト➡上肢の
順に着る）

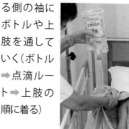

❿ 点滴をしていない側を下にし
た側臥位にし、きれいな寝衣
を体の下に入れる

⓫ 仰臥位にし、きれいな寝衣を
引き出して、点滴をしていな
い側も袖に手を通してもらう

⓬ きれいな下着を履かせ、寝衣
を整えてから片付ける

※b.⓬～を参照

2 シャワー浴・入浴等の介助

目的	●お湯につかることで全身を清潔に保つ。 ●温熱刺激によって血液循環を促し代謝を高める。 ●関節の拘縮をやわらげ、筋肉の緊張をほぐす。 ●心地よさやリラックス感を与えるとともに、適度な疲労感を与え、よりよい休息・睡眠につなげる。
留意点	●シャワー浴・入浴は、清拭より酸素消費量が増え、体力を消耗する。そのため、シャワー浴・入浴を医師が許可していることを確認し、介助前・中・後の健康状態に留意する。 ●浴室の室温調整等で寒気を防止するとともに、不必要な露出を避け、羞恥心・プライバシーに配慮する。 ●安全・安楽な姿勢で実施し、浴室などでの転倒を防ぐ。 ●介助は患者の自立度を考慮し、全身状態を観察しながら行う。 ●患者の社会背景・習慣・好み、日課、検査や治療時間、希望などを尊重・確認して実施時間を調整する。 ●患者に説明し、同意を得て行う。

a. シャワー浴・入浴

必要物品

❶バスタオル
❷タオル（あかすり）
❸洗浄剤（ボディソープ）
❹シャンプー
❺ドライヤー
❻ヘアブラシ
❼洗面器

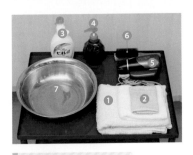

看護師の装備

入浴用エプロン、長靴

手順とポイント

❶浴室の準備をする

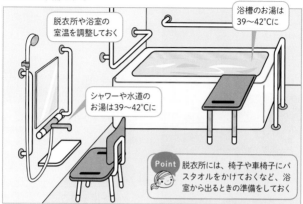

浴槽のお湯は
39～42℃に

脱衣所や浴室の
室温を調整しておく

シャワーや水道の
お湯は39～42℃に

Point 脱衣所には、椅子や車椅子にバ
スタオルをかけておくなど、浴
室から出るときの準備をしておく

❷脱衣所で脱衣の介助を行い、浴室内へ移動する

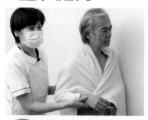

Point 寒気に配慮し、場合によって
はバスタオルをかけながら移
動する

Point 患者が転倒しないように支え
る

❸シャワー用の椅子に座らせ、姿勢の安定を確認する

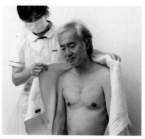

❹湯の温度をまず看護師が確認し、患者にも確認する。大丈夫であれば足先から徐々に体幹に向かってかけていく

(p.51❹の続き)

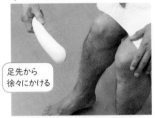

足先から
徐々にかける

❺ 顔、髪、全身を洗ってもらう

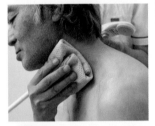

Point 寒気に配慮し、保温のためにシャワーをかけ続けたり、足をお湯入りバケツに入れたりするとよい

❻ 石けん分をしっかり洗い流し、可能なら浴槽で体を温める

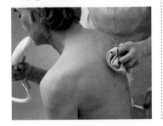

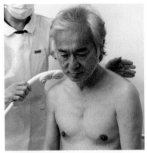

Point 患者の自助能力を考慮し、状況によって下腿・足先・背中などの洗浄を介助する

注意 浴槽に入る場合は、転倒や溺水に注意する

❼ 水分を拭き取る

❽ 脱衣所に移動し、車椅子(椅子)に座らせてバスタオルで水分をしっかり拭き取る

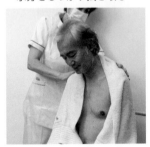

Point 気化熱による寒気を防ぐため、水分はしっかりと拭き取る

52

❾ 必要時、着衣の介助や移送・移動、ドライヤーの介助を行う

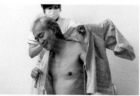

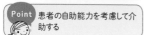
Point 患者の自助能力を考慮して介助する

Point 部屋に移動しながら患者の気分などを確認する

根拠 シャワー浴・入浴は、清拭に比べ清潔度の向上がはかれ、患者の爽快感も増すが、酸素消費量が多くなり体力を消耗しやすい。そのため実施後の一般状態の変化に注意する

❿ 浴室・脱衣所の清掃・片付けを行い、洗濯物やタオルは所定の場所に片付ける

b. 足浴

必要物品

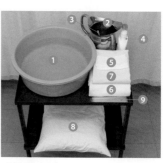

❶ 39〜40℃のお湯入りバケツ
❷ 39〜40℃のお湯入りピッチャー（かけ湯）
❸ 湯温計
❹ 洗浄剤（ボディソープ）
❺ ガーゼ
❻ バスタオル
❼ 防水シーツかビニール（寝具の濡れ防止用）
❽ 枕やクッション（姿勢調整用）
❾ ビニール袋（使用後のガーゼを捨てる）

※足先の皮膚温は体の中でも低いので、足浴の温度は39〜40℃とぬるめになるようにし、お湯は介助の直前に用意する

看護師の装備

マスク、未滅菌手袋、エプロン

手順とポイント(臥位の場合)

❶患者が快適な姿勢で、かつ寝衣・寝具が濡れないようにベッド上を整える

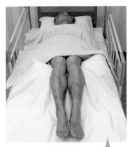

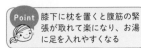

掛け物　　　　　防水シーツ

枕

バスタオル

> **Point** 膝下に枕を置くと腹筋の緊張が取れて楽になり、お湯に足を入れやすくなる

❷バケツの湯温を確認後、患者の足に少しかけて湯加減を確認する

❸バケツに下腿をつけて温め、石けんをよく泡立ててガーゼなどで洗う

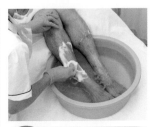

> **Point** 足浴時には白癬症(水虫)、皮膚の状態などを観察するとよい(p.46参照)

❹ピッチャーのお湯の温度を確認してからお湯をかけ、石けんを洗い流す

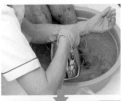

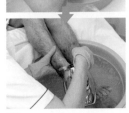

> **Point** 石けん分はしっかり洗い流す

❺バスタオルで十分に水分を拭き取る

54

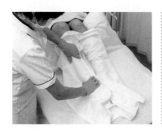

Point すぐに水分を拭き取ることで気化熱による寒気を防ぐ

❻患者の寝衣や寝具を整え、片付けを行う（必要時、爪を切る）

Memo

端座位での足浴

患者が座位で安楽な姿勢がとれるように調整し、寝衣が濡れないように膝上までまくって行う

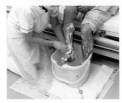

膝までまくり、寝衣が濡れないようにする
枕（姿勢の安定用）

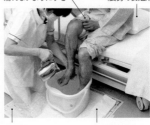

新聞紙（床の水濡れ防止）
バスタオル（拭き取り用）

Memo

手浴

● 患者の健康状態・自立度に応じ、安全・安楽な姿勢、適した場所で行う

● 手指・上肢の拘縮が激しく、ベースンでの手浴が困難な場合、ビニール袋を二重にした中にお湯を入れて行うとよい

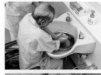
車椅子で洗面台の前で行う場合

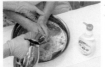
ベッド上でベースンで行う場合

③ 陰部洗浄とオムツ交換

目的	お湯と洗浄剤を使用して陰部・殿部を洗い流し、垢・細菌などを除去して感染を予防しつつ清潔をはかり、爽快感を得る。

留意点	●患者に適したオムツやパッド、洗浄剤を選択する。 ●不必要な露出を避け、寒気を防止するとともに羞恥心・プライバシーにも配慮し、不快感を与えないようにする。 ●患者にとって安全・安楽な姿勢で、自立度を考慮しながら最低限の体位変換で実施する。 ●洗浄時、寝衣・寝具が濡れない工夫をして適温で丁寧に洗い、排泄物・水分はしっかり拭き取って陰部・殿部の浸軟を防止しつつ皮膚・粘膜の状態を観察する。 ●定期的に実施するほか、汚染時は速やかに清潔にする。 ●患者に説明し、同意を得て行う。

必要物品

❶オムツと尿取りパッド
❷38〜40℃のお湯入りシャワーボトル
❸洗浄剤
　（ボディソープ）
❹バスタオル
❺ガーゼ
❻ビニール袋
　（オムツやガーゼ
　などを捨てる）
※陰部洗浄やオムツ交換
　が必要な患者では、基
　本的に防水シーツが敷
　かれている

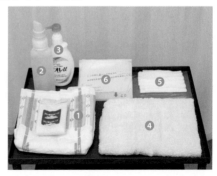

※日中トイレを使用する場合は、テープ型より
　パンツ型のオムツのほうが上げ下げが容易な
　ため便利。替えのオムツにはあらかじめ尿取
　りパッドをセットしておく

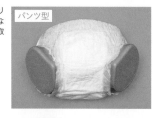

パンツ型

看護師の装備（共通）

マスク、未滅菌手袋、エプロン

手順とポイント*

❶ ベッドと周辺の環境を整える

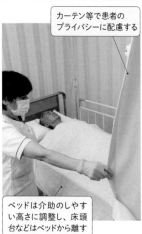

カーテン等で患者の
プライバシーに配慮する

ベッドは介助のしやす
い高さに調整し、床頭
台などはベッドから離す

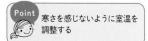

Point　寒さを感じないように室温を
　　　　調整する

❷ 患者のズボンを脱がせ、腹部
　や鼠径部をタオルで覆う

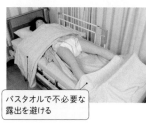

バスタオルで不必要な
露出を避ける

❸ オムツを開いて、尿取りパッ
　ドをはずし、ガーゼで土手
　をつくる

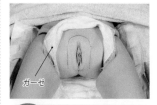

ガーゼ

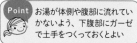

Point　お湯が体側や腹部に流れてい
　　　　かないよう、下腹部にガーゼ
　　　　で土手をつくっておくとよい

❹ 看護師の前腕内側でシャワー
　ボトルの湯温を確認してか
　ら、陰部にお湯をかける

(p.57 ④の続き)

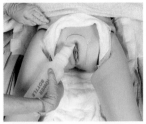

Point 最初に少量かけ、患者にお湯が適温か確認する

❺ 洗浄剤で陰部を洗う

男性

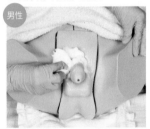

Point 男性の場合、陰茎・陰嚢を持ち上げて重なり部分をきちんと洗浄する

女性

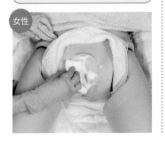

Point 女性の場合、大陰唇を開いて洗浄する。また、肛門側の汚れが尿道口につかないように気をつける

根拠 尿路感染の予防のため

❻ 石けん分をしっかり洗い流し、ガーゼで水分を拭き取る

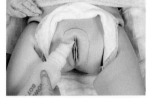

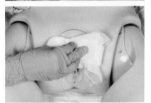

❼ 患者を側臥位にして殿部・肛門部にお湯をかけ、石けんで洗う

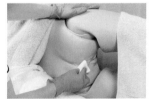

❽ 石けん分をしっかり洗い流し、ガーゼで水分を拭き取る

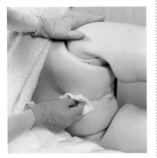

❾ 汚れたオムツを引き抜く。オムツはすぐにビニール袋に廃棄する

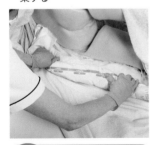

Point 陰部・殿部の汚染状況によっては適宜手袋を交換し、感染予防をはかる

❿ きれいなオムツを当てる

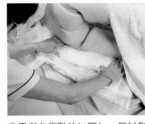

⓫ 患者を仰臥位に戻し、反対側からオムツを引き出す

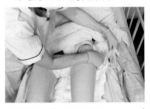

⓬ 尿取りパッドを当て、テープでオムツを留める

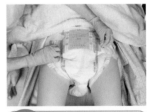

Point オムツは左右対称になるように当て、腹部とオムツの間や脚回り部分をフィットさせることで尿漏れを防ぐ

⓭ オムツの履き心地を確認し、寝衣を整える

尿取りパッドの当て方（例）

軽い尿失禁のみの場合、尿取りパッドのみ交換することがあり、漏れないように適切に当てておくことは大事である

女性

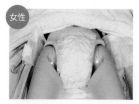

男性

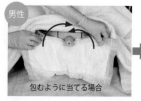

包むように当てる場合

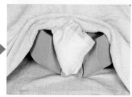

④ 洗 髪

目的
- 毛髪や頭皮の皮脂、汗、埃などの汚れを除去して清潔をはかり、感染や皮膚炎などを予防する。
- 頭皮マッサージで血行を促進させ、悪臭や瘙痒感を防ぐとともに、爽快感を与え気分転換をはかる。

留意点
- 洗髪は患者の希望や習慣を考慮して計画し、体調・気分などを確認して行う。
- カーテンを引くなど、プライバシーに配慮した環境を整える。
- 患者の自立度に応じて安全安楽な体位で実施する。
- 適した温度のお湯で洗髪し、シャンプーはしっかりすすいで皮膚トラブルや不快感を生じさせないようにする。
- 寝衣・寝具・床の水濡れを防止する。
- 患者に説明し、同意を得て行う。

必要物品(共通)

❶タオル
❷ケープ
❸ヘアブラシ
❹耳栓(青梅綿)
❺シャンプー
❻ドライヤー
〈臥位の場合〉
❼防水シーツ
❽バスタオル
❾ガーゼまたはタオル(顔に乗せる)

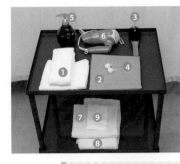

看護師の装備(共通)

マスク、エプロン

手順とポイント

a. 座位での洗髪

❶首にタオルを巻く(寝衣の濡れ防止)

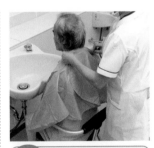

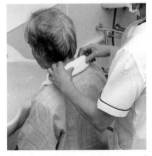

❷タオルが出ないようにケープを巻く

> Point 必要時、髪をとかして汚れを落とす

> Point 一度前傾してもらい、椅子の位置などを確認する

❸青梅綿の耳栓をしてもらう(青梅綿は脱脂されていないため水をはじく)

❹お湯の設定温度（39〜41℃）を確認後、看護師が手で患者の頭皮に少量かけて湯温を確認する。その後、頭皮・髪全体を濡らす

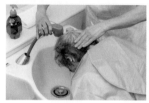

❺シャンプーをつけて洗い、しっかり洗い流す

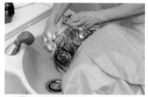

Point シャンプーは頭皮への刺激を防ぐため直接つけず、手にとって泡立ててからつけるようにする

Point 頭皮を傷つけないよう指の腹・手掌で洗い、心地よい力加減で頭皮の血行を促進させる

❻ケープを取り、首に巻いていたタオルで髪の水気をしっかり拭き取る

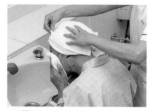

Point 可能であれば蒸しタオルを用意して顔を拭いてもらうとよい

❼ドライヤーで乾かし、髪型を整える

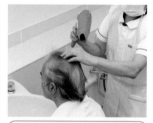

注意 患者に熱風を当てて火傷させないようにする

❽気分等を確認し片付ける

b. 臥位での洗髪

❶ベッドのヘッドボードと枕をはずし、ベッドの高さを洗髪台の高さに合わせる

❷上半身に防水シーツ・バスタオルを敷き、首にタオルを巻く

62

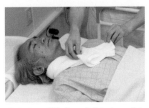

❸タオルが出ないようにケープを巻き、洗髪台内に頭を移動する

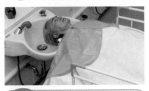

Point 後頭部にタオルを当て、後頭部に苦痛がないことを確認する

根拠 洗髪中の頸椎（けいつい）損傷を防ぐため

Point 必要時、髪をとかして汚れを落とす

❹青梅綿の耳栓をしてもらう（青梅綿は脱脂されていないため水をはじく）

❺患者を楽な体勢に整える

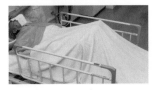

Point 膝下に枕を置くと、腹筋の緊張を取ることができる

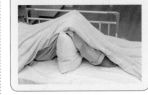

❻お湯の設定温度（39〜41℃）を確認後、看護師が手で患者の頭皮に少量かけて湯温を確認する。その後、頭皮・髪全体を濡らす

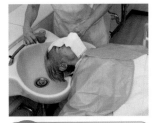

Point 顔に当てたタオルやガーゼで呼吸が苦しくならないように注意する

❼シャンプーで洗い、しっかり洗い流す
※洗い方のポイントはp.62参照

❽ケープを取り、首に巻いたタオルで髪を包んで水分を拭き取る

（p.63 ❽の続き）

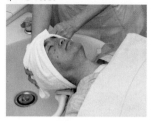

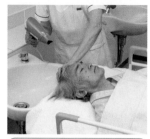

❾ベッド上に頭部を移し、膝下の枕をはずして防水シーツの下に入れ、頭部の安楽をはかる

❿ドライヤーをかけて髪型を整える

> **注意** 患者に熱風を当てて火傷させないようにする

⓫体位を整え、気分等を確認し片付ける

Memo

ベッド上で簡便にできる洗髪方法

① ドライシャンプーによる洗髪
- 髪を蒸しタオルで蒸してから、ドライシャンプーを頭皮・髪につける
- ガーゼを巻いたブラシにつけて髪をとかすようにしてもよい
- 蒸しタオルで汚れと水分を拭き取るだけで完了する

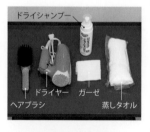

② 吸水シートを用いた洗髪
　枕をはずし、頭の下に吸水シートを敷いて洗髪を行う

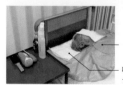

⑤ 口腔ケア

目的　口の中を清潔にし爽快感を得るとともに、歯や口腔の疾患を予防し、口腔の機能を維持する。

留意点
- 全介助が必要な人、一部介助が必要な人など、患者の自立度に応じて介助する。
- 含嗽時に誤嚥させないよう、体位を工夫して行う。
- 健康状態に適した口腔ケア物品（歯ブラシ、スポンジブラシ、綿棒、舌ブラシなど）を使用するとともに力加減にも配慮し、口腔粘膜を損傷させないようにする。
- 食後（必要時食前も含む）・就寝前に定期的に口腔を清潔にする。
- 患者に説明し、同意を得て行う。

必要物品（共通）

❶歯ブラシまたは
　スポンジブラシ
❷歯磨き粉
❸吸い飲みやコップ
　と水
❹ガーグルベースン
❺タオルかガーゼ
　（胸元に当てる、
　口を拭く）

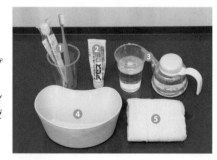

看護師の装備（共通）

マスク、未滅菌手袋、エプロン（適宜ガウンやゴーグルを使用する）

手順とポイント（全介助の場合）

❶ 患者の体位を整え、寝具等が濡れないように胸元にタオルを当てる

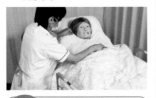

> **Point** 誤嚥しないよう、可能であれば座位またはファウラー位で行う。難しければ側臥位か、仰臥位で顔を横に向ける

❷ 吸い飲みやコップを用いて、まず含嗽を行う

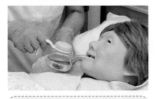

> **根拠** 食物のカスや口腔粘液などを洗い流すため

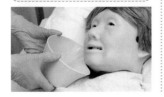

> **Point** ガーグルベースンは座位であれば前かがみで用いるが、ファウラー位や仰臥位では顔を横向きにして当てると誤嚥予防につながる

> **Point** ガーグルベースンを当てる面は、より患者の頬に密着する面を選ぶ

※含嗽ができない患者の場合は Memo へ

❸ 歯磨き粉を付けた歯ブラシで口腔内を磨く

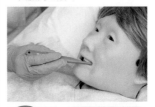

> **Point** 残存歯の少ない人や、血小板が5万/μL以下など出血傾向がある場合は、歯肉を傷つけて出血させないよう、スポンジブラシや柔らかい歯ブラシ、綿棒などを使用する

❹ すすぎ残しがないように含嗽を行い、口元を拭く

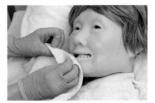

66

Memo

含嗽ができない患者の場合

① スポンジブラシを水で濡らし、適度に絞る

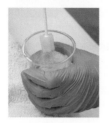

② スポンジブラシを適宜洗いながら、歯の前面・後面、舌を丁寧に洗浄する

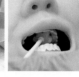

> **注意** スポンジの水分を誤嚥させないよう留意して行う

Memo

義歯のある患者の場合

● 義歯のある患者では、義歯をはずして口腔ケアを行う
● 食後には義歯を洗浄し、口腔内は含嗽する

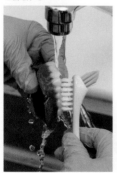

● 就寝時は水または洗浄剤に入れて保管する

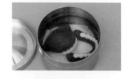

● 総義歯の場合、通常は下顎の入れ歯からはずし、上顎の入れ歯から入れる

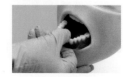

食事援助

1 食事介助

目的
患者の健康状態に応じ必要な栄養素の摂取を促し、健康を維持・回復・拡大する。

留意点
- あらかじめ部屋や身の回りを清潔な環境に整える。
- 患者にとって安全・安楽な姿勢・体位で行い、誤嚥リスクのある場合は誤嚥防止に配慮する。
- 患者の自立度や患者のペースに応じて介助する。
- 患者の健康状態と食事の内容(治療食、飲食制限)を結び付けて理解しておく。経口摂取困難時は、摂取方法変更指示を確認しつつ、患者の苦痛を理解する。
- 食札と食事を確認し正確に配膳する。食札では病棟・病室・ベッド番号・氏名・食事内容を確認し、誤配膳を避ける。同姓同名者がいる場合は特に注意する。
- 食事が冷たいものと温かいものに分かれている場合がある。適温で配膳できるように配慮する。

〈食札の例〉

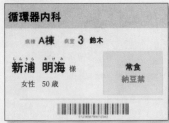

循環器内科

病棟 **A棟**　病室 **3** 鈴木

新浦 明海 様

女性　50歳

常食
納豆禁

必要物品

❶食事とスプーン、箸、コップ、ストローなどの食器
❷エプロンまたはタオル　❸おしぼり　❹環境整備用のクロス

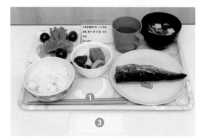

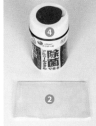

看護師の装備

マスク、エプロン

手順とポイント（ベッド上の場合）

❶患者の姿勢・体位を整える

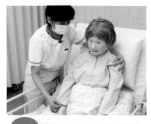

Point 上半身を挙上して体幹を真っ直ぐにし、顎を引いてもらう

根拠 頭部が前屈し、誤嚥しにくくなるため

Point 適宜、枕やクッションを活用し、患者の安楽な姿勢にする

❷必要時、胸元にタオルかエプロンをする

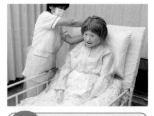

Point 寝衣の汚染防止を考慮する

❸テーブルを環境整備用のクロスで拭き、配膳する

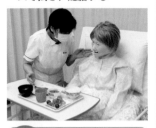

Point 必要時、一口大にほぐしたり、開封を行ったりといった介助を行う

Point 誤嚥のリスクがあり、とろみ食の指示が出ている場合、飲み物・汁物にとろみをつける

根拠 とろみは凝集性があり、嚥下のスピードを遅くするため、さらさらした飲み物・汁物よりも誤嚥しにくい

❹おしぼりで手を拭いてもらう
　（感染予防のため）
❺水分で口を湿らせてもらう

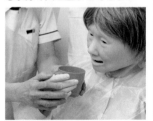

Point 必要に応じてストロー、吸い飲みなどの自助具を使用する

Point 口腔内を潤しておくと、食物の滑りがよくなり誤嚥しにくい。また、空飲み込みすることで飲み込みを意識しやすくなる

❻自立度に応じて食事介助する

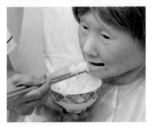

Point 1回量は対象にとって多すぎず少なすぎない適量とする。介助時は本人のペースを尊重し、よく咀嚼し、ゆっくり嚥下するよう伝える

Point 食事の摂取量や内容、食欲などを観察し、食欲不振時はその原因を確認する

❼食後30分程度は座位を保つ

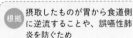

根拠 摂取したものが胃から食道側に逆流することや、誤嚥性肺炎を防ぐため

② 経鼻経管栄養

目的　経口摂取が困難な場合に、鼻孔から管を入れて直接胃または腸へ流動食や薬剤を注入する。

留意点
- 患者には鼻から通す管の不快感がある。あらかじめ説明し、同意を得て行う。
- 患者の本人確認を忘れずに行う。
- 誤嚥性肺炎に注意する必要がある。
- 下痢を起こす場合がある。

a.チューブ挿入

必要物品

❶ 胃チューブ　　　　　　　❷ 潤滑剤とガーゼ
❸ 経腸栄養用シリンジ　　　❹ 固定用テープ
❺ 聴診器やリトマス試験紙など（チューブの先端確認用）

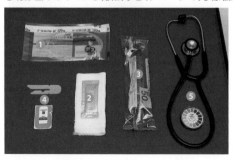

（製品提供：株式会社
ジェイ・エム・エス）

看護師の装備

マスク、未滅菌手袋、エプロン

手順とポイント

❶ 患者の体位を座位またはファウラー位に整える

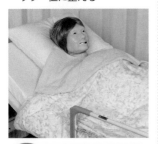

> **Point** 嘔吐による誤嚥を防ぐため、上半身を起こすことが望ましい

❷ 胃チューブを用意し、挿入する長さを確認する

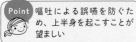

〈解剖図〉

鼻腔：10〜12cm
咽頭：約10cm
食道：約25cm
胃

> **Point** 鼻腔〜胃の噴門部までは約45〜50cmあるため、経鼻経管栄養のチューブは鼻孔から約55cm挿入する
>
> ※鼻孔から外耳孔までの長さと、外耳孔から剣状突起までの長さの合算をめやすとする場合もある

❸ 胃チューブに潤滑剤を塗る

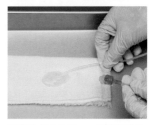

❹ 鼻孔から胃チューブを予定の長さ分挿入する

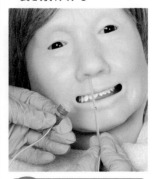

> **Point** 挿入時は鼻腔粘膜損傷を避けるため、下鼻道に沿ってゆっくりやさしく挿入する

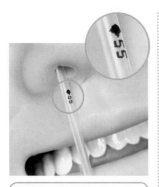

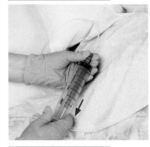

①胃内容物を確認する場合

②胃部気泡音を確認する場合

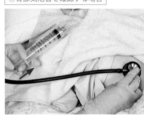

 注意 口腔・咽頭にチューブがルー
プ状に滞留し、挿入できてい
ない場合があるため、挿入後は開口
してもらって確認する

❺ チューブを簡易的にテープ固
定し、先端が胃内に到達した
ことを確認する

❻ 固定用テープでチューブを
しっかり固定する

Point チューブが胃内に留置され
ているかの確認は、複数の
方法で行うことが望ましい

❶シリンジでチューブから胃内容物
（胃液はやや粘性の無色透明）を
吸引し、リトマス試験紙で酸性で
あることを確認する

❷シリンジでチューブに空気を注入
し、聴診器で胃部気泡音がある
ことを確認する

❸胸部X線撮影で医師が挿入位置を
確認する（最も確実な確認方法）

※その他、呼気CO₂検出器ではチュー
ブが気道に入っていないことが確認
できる

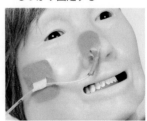

 Point チューブに印をつけておく
と、チューブが抜けてきたと
きに気づきやすくなる

73

経腸栄養関連コネクタの規格変更

● 胃チューブをはじめとする経腸栄養分野の製品は現在、新規格（国際規格ISO80369-3)への切り替えが進められている

● 新規格では他分野（輸液・麻酔等）との誤接続防止や、不意のはずれ防止などの機能が備わっているが、既存規格とは接続の向き（オス・メス）が変更されている

※今回使用している製品は新規格のもの

b. 経管栄養法による栄養剤の注入

必要物品

❶ 注入用容器（イリゲーターなど）

❷ 点滴スタンド

❸ 投与ルート

❹ 経腸栄養剤

❺ 経腸栄養用シリンジ

❻ 白湯

❼ 聴診器やリトマス試験紙など
（チューブの先端確認用）

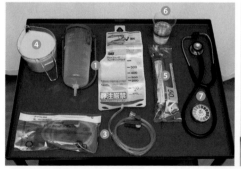

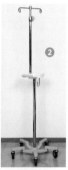

（製品提供：株式会社ジェイ・エム・エス）

※経腸栄養剤は直前に開封し、すぐに注入用容器に入れるようにする。また、そのまま投与ルートに接続できるバッグ型の経腸栄養剤もある

看護師の装備

マスク、未滅菌手袋、エプロン

手順とポイント

❶ 注入用容器に投与ルートをつなぎ、チューブのクレンメを閉める

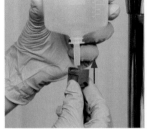

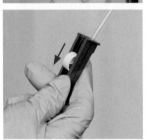

❷ 指示された経腸栄養剤を入れる

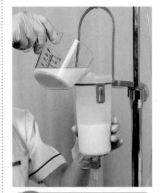

 Point 注入温度は人肌程度（37〜40℃）がよいとされる。冷たすぎると下痢のおそれがある

❸ 滴下筒をつまんで半分程度栄養剤で満たし、クレンメを開け、投与ルートの先端まで経腸栄養剤を満たしてクレンメを閉める

Memo

経腸栄養剤と下痢

経腸栄養剤注入時に起こる下痢の原因としては、注入時の浸透圧上昇に伴う腸管内水分増加・腸蠕動の亢進、栄養剤に含まれる脂肪の影響、長い禁食期間や食物繊維の摂取量の低下による腸内細菌叢の変化、病原性細菌の増殖などが考えられる。栄養剤の投与量、注入速度、温度などが下痢に影響することもある

(p.75❸の続き)

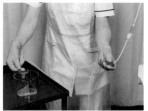

根拠 余分な空気の注入による胃の膨張を避けるため

❹患者の上半身を挙上し、誤嚥しにくい座位かファウラー位にする

Point 嘔気・嘔吐などの症状がないことも併せて確認する

❺経腸栄養剤を正しく注入できる状態か確認する

Point
❶チューブの位置・固定の確認：チューブを挿入したときの長さから変わっていないか、固定用テープははがれていないか
❷口腔内の確認：チューブがループ状に滞留していないか、屈曲していないか
❸チューブ先端が胃内にあることの確認：胃内容物は吸引できるか、または胃部気泡音が確認できるか（p.73❺の❶、❷参照）

❻投与ルートと胃チューブを接続し、クレンメを開放して経腸栄養剤の注入を開始する

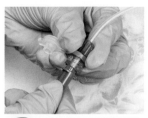

Point クレンメは少しずつ開放し、指示された注入速度になるよう調節する

Point 注入速度は経腸栄養剤の添付文書を参考にするとともに、患者の状態に応じて調整する。医師の指示があればそれに従う

❼注入中の様子を観察する

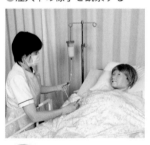

Point 注入中は嘔気・嘔吐などの消化器症状や、呼吸状態（誤嚥していないか）などを観察する

❽注入終了後、クレンメを閉じて投与ルートの接続をはずす

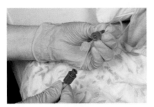

❾シリンジで白湯を吸い上げ、胃チューブに注入する

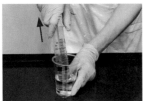

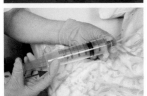

Part
8
食事援助

根拠 チューブの内腔を洗浄することで、閉塞や細菌の繁殖を防ぐため

❿患者にしばらく上半身を挙上しておくことを説明し、片付けを行う。再利用するものは洗浄する

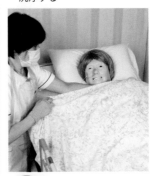

Point 経腸栄養剤の注入後、約30分は患者の上体を挙上し、食物の逆流や誤嚥の予防をはかる

Memo

誤嚥性肺炎と経鼻経管栄養

● 加齢などで咀嚼・嚥下力が低下したり、咽頭・食道へ食物をスムーズに送り込めなかったり、喉頭蓋が閉鎖不全になったりすると誤嚥（食物が気管に入る）が起こりやすくなる。座位の困難や、顎を引けないといった姿勢の問題でも誤嚥のリスクは高まる

● 食物などといっしょに細菌も気管に入ることで起こるのが誤嚥性肺炎であり、発熱などの肺炎症状がみられる

● 経鼻経管栄養は、誤嚥リスクの高い患者に行われることが多い

1 便器・尿器介助

目的
- 患者ができない排泄動作を安全・安楽に介助する。
- 排泄物の性状や量、排泄状態について観察し、排泄動作・健康状態をアセスメントして治療・看護に役立てる。

留意点
- 排泄行為の援助は、生理的欲求への援助であり、迅速に援助する必要がある。
- 羞恥心に配慮して不必要な露出を防ぐとともに、患者が遠慮しないよう、言動にも注意する。
- 患者が寒さを感じないように室温を調整するとともに、スクリーンやカーテンなどでプライバシーにも配慮する。また、介助後は換気を行うようにする。
- 便・尿の正確な観察・報告を行いながら、健康障害のために排泄機能・排泄動作に生じている問題を分析し、支援していく。
- 患者に説明し、同意を得て行う。

必要物品(共通)

❶尿器または便器
❷尿器または便器のカバー
❸掛け物またはバスタオル
❹防水シーツ
❺トイレットペーパー

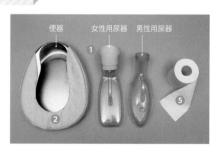

便器　　　女性用尿器　男性用尿器

❻ ビニール袋（ゴミ
　入れ）
❼ おしも用のタオル
　またはガーゼ

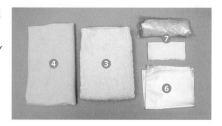

看護師の装備

マスク、未滅菌手袋、エプロン

Memo

その他の便尿器

以下のような種類があり、適宜
患者に合った物を選択する

安楽尿器　和式便器

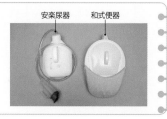

手順とポイント*

共通の準備

ベッドと周辺の環境を整える

Point　排泄介助は失禁させないように迅速に準備を行う

カーテン等で患者の
プライバシーに配慮する

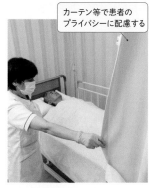

*本来は羞恥心に配慮してタオルケットなどで覆う場面でも、手技の見やすさに配慮して省略している　79

a. 男性の排尿の場合

❶ 患者が可能な体勢に整え、殿部の下に防水シーツを敷く

❷ 尿器を当てる

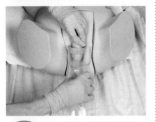

Point 患者が排泄中に、自身で尿器を把持できる場合は席をはずし、ナースコールで呼んでもらうなどの配慮をする

Point 尿器を当てたあとに掛け物またはバスタオルで覆い、患者の羞恥心に配慮する

❸ 排尿が終了したら尿道口付近を清拭する

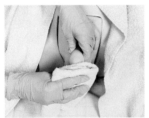

❹ 尿の量・性状などを観察・記録して廃棄する

b. 女性の排尿の場合

※尿器を利用する場合を示す

❶ 患者が可能な体勢に整え、殿部の下に防水シーツを敷く

❷ 尿道口よりも下に尿器の受け口を密着させる

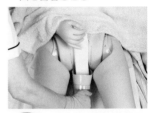

Point トイレットペーパーを陰部に当て、尿がつたって尿器内に入るようにする

Point 排尿中、看護師は尿器を把持し続ける

根拠 尿器の受け口が少しでも離れてしまうと尿が下に流れてしまうため

Memo

女性用尿器は、排尿中も看護師が把持し続けなければならないため、排尿介助でも便器を使用することが多い。ただし腰椎の骨折等で腰の上げ下げが困難な場合は、尿器のほうが患者にとって安楽な場合もある

❸ 排尿が終了したら、尿道口と肛門部を清拭する

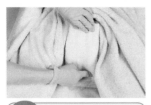

> **Point** 肛門部まで流れてくる尿も
> 拭き取るようにする

❹尿の量・性状などを観察・記
録して廃棄する

c. 排便の場合

※男性の場合は尿器と便器の両方を用
意する

❶患者が可能な体勢に整え、殿
部の下に防水シーツを敷く

❷患者の腰を支えて便器を挿入
し、位置が適切であること
を確認する

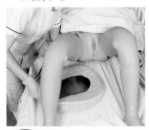

> **Point** 便器のなかに専用シートやト
> イレットペーパーを敷いてお
> くと後片付けが容易になり、
> 消音効果もある

❸男性は尿器を当て、女性はト
イレットペーパーを陰部に当
て、尿がつたって便器内に入
るようにする

女性

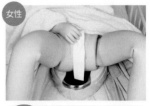

> **Point** 掛け物で覆い、ナースコールを患
> 者の手元に置いて、排泄中は
> 席をはずすなどの配慮をする

❹排泄後、陰部と肛門部を清拭
する

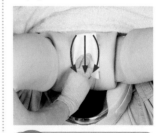

> **Point** 女性の陰部は上から下へ拭く

> **根拠** 女性の陰部は尿道口と肛
> 門が近いため、下から拭き
> 上げると大腸菌等が尿道口につ
> き、尿路感染症を起こすおそれ
> がある

❺便器をはずしながら、殿部に回った尿・便を拭き、防水シーツをはずす

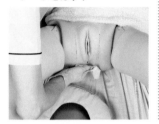

❻寝衣・掛け物などをもとに戻し、患者に手拭き用のおしぼりを渡す

Point 手袋は汚れているためはずし、手指衛生を行ってから行う

❼換気をして退室し、便や尿の量・性状などを観察・記録して廃棄する

② 膀胱留置カテーテルの挿入・抜去

目的
以下①～③の場合に、持続的に尿を排出するために膀胱内にカテーテルを留置する。
①自力でのトイレ排泄が困難な場合
②手術・検査・処置などで安静が必要な場合
③尿量測定や水分出納の厳密な管理が必要な場合

留意点
- 尿路感染症を起こさないよう、カテーテルは無菌操作で挿入する。
- 持続的導尿の適応は、長時間の手術中・手術後、全身状態不良時、尿閉や失禁が続く場合、高度の残尿が認められる場合などであり、それを理解して行う。
- 挿入・抜去時は、羞恥心に配慮して不必要な露出を防ぐとともに、患者が遠慮しないよう、言動にも注意する。
- 尿路感染症を防ぐため、カテーテルは必要以上に長く留置しないようにする。
- 患者に説明し、同意を得て実施する。

a.挿入

必要物品

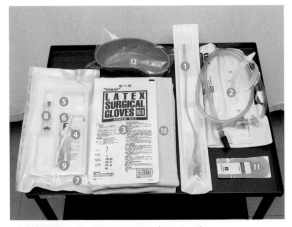

❶膀胱留置カテーテル14〜22Fr（フレンチ）

❷排尿バッグ

❸滅菌手袋

❹消毒液	❼ガーゼ
❺綿球	❽滅菌蒸留水入り注射器
❻鑷子	❾潤滑油

滅菌導尿セットとして市販されているものには❶〜❾、❹〜❾を含むセットなどがある。ここでは❹〜❾までがセットされているもので説明する

❿防水シーツ

⓫固定用テープ

⓬膿盆またはビニール袋（ゴミ入れ）

看護師の装備

マスク、エプロン、滅菌手袋（途中で装着する）

❶ ベッドと周辺の環境を整える

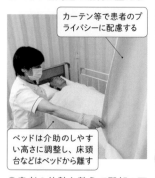

> カーテン等で患者のプライバシーに配慮する

> ベッドは介助のしやすい高さに調整し、床頭台などはベッドから離す

❷ 患者の体勢を整えて殿部の下に防水シーツを敷き、下着を脱いで足を開いてもらう

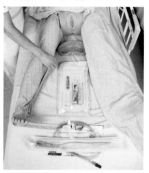

Point バスタオルなどで不必要な露出を防ぎ、差恥心に配慮する

❸ 排尿バッグの排尿口はクランプしておく（溜まった尿を排出する際には解除する）

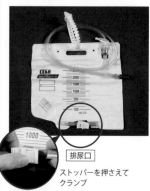

排尿口
ストッパーを押さえてクランプ

Point 滅菌導尿セットに排尿バッグが入っているときは、滅菌手袋を装着してから行う

❹ カテーテルを開封して排尿バッグに接続し、排尿バッグをベッドに固定する

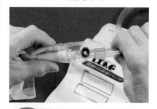

Point カテーテルの挿入側は包装の中に入れたままにし、滅菌状態を保っておく

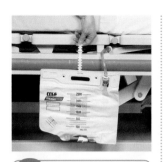

> **Point** 排尿バッグは膀胱より下になるように設置し、床につかないようにする

> **根拠** 排尿バッグを膀胱よりも下にすると、尿が管に溜まらずスムーズに蓄尿できる。また、排尿バッグの排尿口が床についてしまうと逆行性感染のおそれがある

❺滅菌導尿セットをベッド上で開封する(セット内の滅菌を保つ)

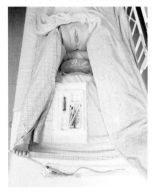

❻滅菌手袋を装着し(p.13参照)、消毒液を綿球にかけ、潤滑油を滅菌容器に入れる

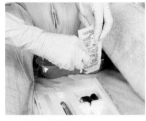

❼尿道口を消毒する

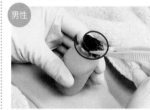

男性

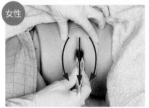

女性

> **Point** 女性では、尿道口側から肛門側へ消毒する

> **根拠** 肛門付近の大腸菌が、尿道口について尿路感染が起こるのを防ぐため

❽カテーテル先端に潤滑油をつける

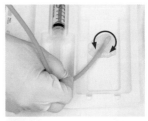

❾カテーテルを「尿道の長さ＋5cm*」挿入し、尿が流出するか確認する

男性 尿道約15〜18cm＋5cm

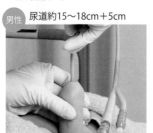

女性 尿道約3〜4cm＋5cm

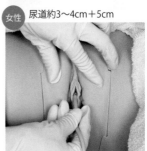

＊カテーテルのバルーンの位置や大きさによって多少異なる

Point 男性の場合、陰茎を90°にしてカテーテルを挿入し、尿道球まで達したら大腿側に傾ける

根拠 陰茎部の尿道が一直線になり、カテーテルが尿道を損傷しにくくなるため

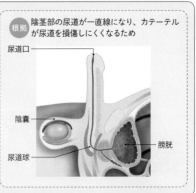

尿道口
陰嚢
尿道球
膀胱

⑩ カテーテルに滅菌蒸留水を注入し、膀胱内でバルーンを膨らませる

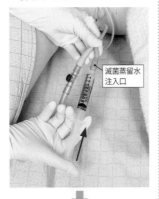

滅菌蒸留水注入口

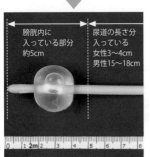

膀胱内に入っている部分 約5cm

尿道の長さ分入っている 女性3〜4cm 男性15〜18cm

⑪ カテーテルをやさしく引いてバルーンが膀胱に引っかかることを確認する

⑫ 男性は腹部に、女性は大腿部にカテーテルをテープで固定する

男性

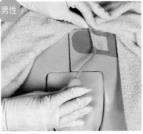

女性

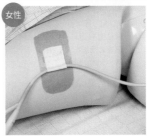

根拠 男性で腹部に固定するのは尿道の湾曲部の損傷を予防するため

 注意 男性の腹部固定が長期化した場合、下に下がろうとする陰茎の力で尿道口を損傷することがある。そのためなるべく長期挿入を避け、長期挿入をせざるを得ない場合は、適宜腹部固定をはずす時間も必要である

⑬ ガーゼで適宜、消毒液などを拭き取る

⑭ 患者の下着・寝衣・寝具・姿勢を整え、尿道の違和感はないか、姿勢等は安楽であるかなどを確認する。尿は管を通して出ることも説明しておく

Memo

膀胱留置カテーテルの管理

● 管理中は、管の屈曲で尿が停滞しないように注意する
● 尿路感染症の予防のため、陰部の清潔を保持する
● 尿の性状・量などを観察する

根拠 異物である膀胱留置カテーテルの長期挿入は、尿路感染症を引き起こす場合があるため、感染に伴う尿の混濁や発熱などの観察は重要である

● 車いすでの移動時は、車輪などに巻き込まれないように注意し、また尿が見えないように排尿バッグにカバーをかけるとよい

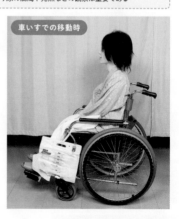

車いすでの移動時

● テープ固定部位は定期的に貼り替え(テープ貼付位置も適宜変更)、皮膚の清潔を保ち、皮膚トラブルを防止する

b. 抜去

必要物品

❶ バルーン内蒸留水を抜く
ための注射器（バルーン
の容量に応じて選択する）
❷ ビニール袋（ゴミ入れ）
❸ 消毒綿棒（消毒液と綿球）
❹ おしも用のタオル

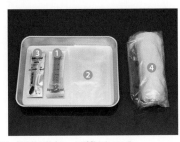

※膀胱留置カテーテル挿入中の患者では、基本的に防水シーツが敷かれている

看護師の装備

マスク、エプロン、未滅菌手袋

手順とポイント

❶ しっかり尿が出ているか、性
状に問題はないかを抜去前に
確認する
❷ p.84a.❶のように周辺の環境
を整え、陰部を露出する
❸ 固定用テープを丁寧にはがす

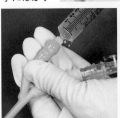

❹ 注射器をカテー
テルのルートに
差し込み、バ
ルーン内の蒸留
水をすべて抜く

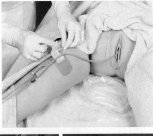

⑤カテーテルを静かに抜去し、
　先端をビニール袋(ゴミ袋)に
　入れる

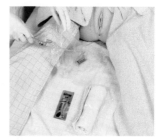

⑥尿道口を消毒し、陰部をタオルで清拭する

男性

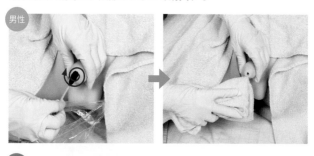

女性

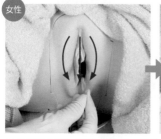
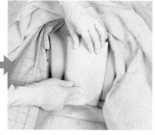

⑦患者の下着・寝衣・寝具・姿勢を整える。トイレ歩行の許可など、安静度に変更があれば説明する
⑧物品を片付ける

③ 浣腸（グリセリン浣腸）

目的	飲食・運動・下剤投与で解決しない便秘・排便困難に対して、腸内に医師から指示された浣腸液を注入し、腸の蠕動運動を促して排便させる。

留意点	●羞恥心に配慮して不必要な露出を防ぐとともに、患者が遠慮しないよう言動にも注意する。 ●患者に説明し、同意を得て実施する。

必要物品

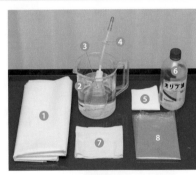

❶防水シーツ
❷お湯入りピッチャー（浣腸液を40〜41℃に温めるため）
❸50％グリセリン浣腸
❹ストッパー（またはペアン）
❺ガーゼ（カテーテルに潤滑油を付けるため。トイレットペーパーでもよい）
❻潤滑油（オリーブ油など。あらかじめ浣腸器のキャップに潤滑油が入っている場合もある）
❼トイレットペーパー
❽ビニール袋（ゴミ入れ）

看護師の装備

マスク、エプロン、未滅菌手袋

Memo

グリセリンの特徴

●グリセリンは便に溶け込みやすく、便を軟化させる
●浸透圧が高いため、腸管の水分をグリセリンが吸収し、大腸の蠕動運動を促進させる
●油性のため、便の滑りをよくして排便しやすくする

手順とポイント

①ベッドと周辺の環境を整える

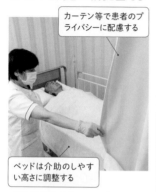

> カーテン等で患者のプライバシーに配慮する

> ベッドは介助のしやすい高さに調整する

②浣腸液をお湯入りピッチャーで温めておく

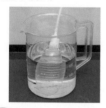

Point 浣腸液の温度は、40〜41℃以内が望ましい

> 根拠 一般に、43℃以上は直腸粘膜火傷のおそれがある。また、低すぎると冷たい刺激で腸壁の毛細血管が収縮し、血圧を上昇させるおそれがある

③浣腸器のキャップを取り、空気を抜いて管内を液で満たす

> 根拠 腸内に余分な空気を注入しないため

④ストッパー（またはペアン）を先端から約5cmのところにセットし、再びキャップをする

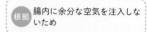
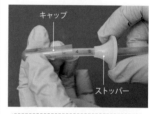

> キャップ

> ストッパー

> 根拠 管を入れる長さを正確にし、安全に処置を行うため

⑤（潤滑油が付いていない場合）ガーゼに潤滑油を取って浣腸器の先端約5〜6cmに塗る

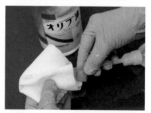

> オリブ油

> 根拠 直腸粘膜を損傷させずに滑らかに管を入れるため

❻患者を左側臥位にし、殿部を露出させる

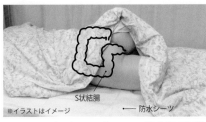

S状結腸

※イラストはイメージ

← 防水シーツ

根拠 左側臥位にするとS状結腸が下向きになり、浣腸液が腸内に入りやすい

❼浣腸器のキャップを取り、肛門部を開いて管を肛門から約5cm挿入する

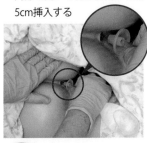

Point 挿入中は楽に呼吸をするよう説明する

根拠 楽に呼吸をすると腹圧がかからず、管・液をスムーズに入れることができる

Point 挿入直前に挿入する長さを再確認し、約5cmやさしく入れる

根拠 管の入れすぎは直腸壁やヒダを損傷するおそれがあり、管が浅すぎると液の保留が困難となるおそれがある

❽50%グリセリン液を指示量注入する

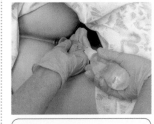

注意 注入時に抵抗があったり、患者が不快を訴えたりした場合は中止し、医師に相談する

❾管を抜去してトイレットペーパーを肛門部に当て、使用物品はビニール袋に捨てる

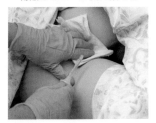

⑩気分などを確認し排泄を促す
（必要時には排泄介助を行う）

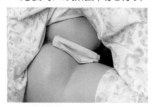

Point 肛門部にはトイレットペーパーを当て、薬液が浸透する3〜5分後にトイレに行ってもらう

根拠 万一、便やグリセリン液が出てしまったときに下着を汚さないため

⑪片付けを行い、反応便や残便感を確認・記録・報告する

Memo

グリセリン浣腸の禁忌

禁忌	根拠
❶腸管内出血・腹腔内炎症のある患者、腸管穿孔のある患者、またはそれらが予測される患者	腸管外漏出による腹膜炎の誘発、蠕動運動亢進作用による症状の増悪のおそれがある。また、グリセリンが損傷した腸粘膜から吸収されて、血液中の赤血球破壊（溶血）や腎障害（腎不全）を引き起こすおそれがある
❷全身衰弱の強い患者 ❸悪心・嘔吐、激しい腹痛など急性腹症が疑われる患者	強制排便により衰弱状態を悪化させ、ショックを惹起させるおそれがある
❹下部消化管術直後（直腸、結腸など）の患者	液の注入刺激と蠕動運動亢進作用により腸管縫合部離開（哆開）のおそれがある

●その他、重篤な循環器系疾患（血圧変動の激しい患者、動脈瘤患者など）や頭蓋内圧亢進症状のある患者、乳児、妊婦などは実施を慎重に検討する

●患者に宿便があるときは、浣腸より摘便を選択した方がよい

高圧浣腸

- 下部消化管の手術前処置や下部内視鏡検査の前処置として腸内を洗浄する目的で行われる
- 基本的な手順はグリセリン浣腸と同様。指示液をあらかじめイリゲーターに入れ、管(直腸管)はペアンまたはクレンメで閉じておく
- 潤滑油をつけた管を肛門に約5cm挿入し、ペアンまたはクレンメを開放して指示液を指示量注入する

注意 グリセリン浣腸よりも大量に液を注入するため、我慢させすぎると気分不快、血圧変動を起こしやすい。液の保留が困難となったときは途中で排泄させ、注入に抵抗を感じたり患者が不快を訴えたりする場合は中止して医師に相談する

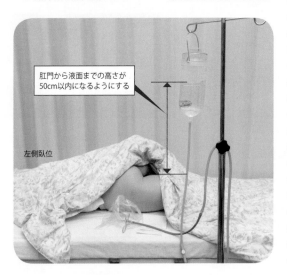

肛門から液面までの高さが50cm以内になるようにする

左側臥位

④ 摘便

目的 長時間停滞した便が硬くなり、直腸内に宿便として存在しているときにその便を排出する。

留意点
- 羞恥心に配慮して不必要な露出を防ぐとともに、患者が遠慮しないよう言動にも注意する。
- 患者に説明し、同意を得て実施する。

必要物品

❶ 潤滑油
❷ トイレットペーパー
❸ オムツ（替えのオムツと尿取りパッド）
❹ ビニール袋（ゴミ入れ）
❺ おしも用蒸しタオル（必要時）

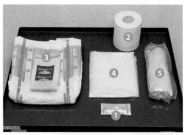

※あらかじめ防水シーツが敷かれておらず、患者がオムツをしていない場合は、患者の殿部に敷くオムツも用意する

看護師の装備

マスク、エプロン、未滅菌手袋

手順とポイント
（患者がオムツをしている場合）

❶ ベッドと周辺の環境を整える

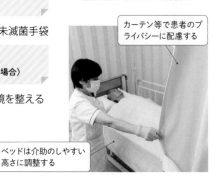

カーテン等で患者のプライバシーに配慮する

ベッドは介助のしやすい高さに調整する

❷患者を側臥位にして殿部を露出し、殿部の下にオムツを広げる

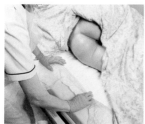

Point 患者がオムツを着用している場合は、そのオムツを広げる

❸利き手の示指に潤滑油を塗る

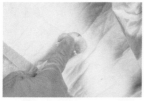

❹肛門に示指を挿入し、便をオムツに掻き出す

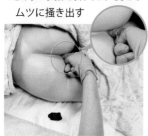

Point 挿入時は患者に口呼吸をしてもらう

根拠 腹筋・肛門の緊張がとれて挿入しやすくなるため

注意 やさしく掻き出し、直腸粘膜を傷つけないようにする

❺肛門をトイレットペーパー（必要時おしも用蒸しタオル）で拭き、オムツ等と一緒にビニール袋に捨てる

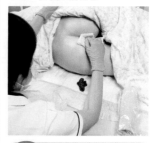

Point 必要時、便・尿器を当てるか、トイレ使用が可能ならトイレに行ってもらう。その後、残便感などを確認する

❻オムツをして患者の体勢を整え、片付ける

① 口腔内の一時吸引

目的
口腔内に貯留した痰などの分泌物、血液、吐物などを自力で排出できない場合に吸引器で取り除き、呼吸困難感・気道閉塞などを予防する。

留意点
- 呼吸困難感を緩和するため、吸引が必要になったら迅速に行う。
- 口腔内吸引は無菌的に行う必要はないが、看護師の手やカテーテルは清潔を心がける。
- 口腔と上気道（鼻腔・咽頭・喉頭）には常在菌や弱毒菌が存在するが、下気道は基本的に無菌状態である。下気道まで挿入してしまうと感染を起こすことがある。
- 患者に説明し、同意を得て実施する。

必要物品

❶ **吸引カテーテル**
フランス式ディスポーザブルカテーテル10〜14Frまたはイギリス式ネラトン(ゴム製)カテーテル6〜8号

❷ 吸引器・吸引管
❸ 蒸留水と容器
❹ 消毒綿　❺ ビニール袋(ゴミ入れ)

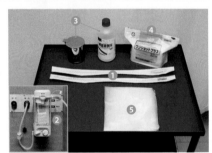

(製品提供：大研医器株式会社)

看護師の装備

マスク、エプロン、未滅菌手袋(必要時ゴーグル)

98

❶吸引器のアダプターを配管口
に差し込む

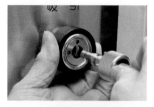

❷ベッドと周辺の環境を整える

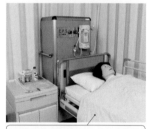

ベッドは介助のしやすい高さに調整
し、吸引カテーテルを安全に操作でき
るように周辺を片付ける

❸吸引管に吸引カテーテルを接
続する

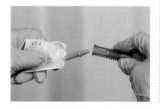

❹吸引器を作動させ、適切な吸
引圧に設定する

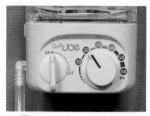

 Point 口腔内吸引では、吸引圧
は約13〜26kPa（100〜
200mmHg）をめやすとする

注意 必要以上の圧で吸引すると口腔
粘膜を損傷させるおそれがある

❺吸引カテーテルで蒸留水を吸
う

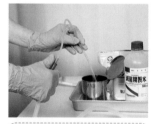

根拠 これを行うことで吸引できること
を確認でき、また吸引カテーテ
ルの内腔の滑りがよくなる

❻カテーテルを折り、吸引圧が
かからないようにして口腔
内に挿入する

（p.99⑥の続き）

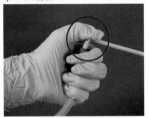

⑦痰のある部位にカテーテル先端が到達したら、折っていた部分を開放し（吸引圧がかかる）、左右に回転させながら吸引する

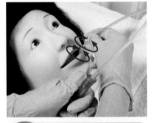

Point 門歯〜咽頭まで約10〜12cmだが、咽頭の奥を刺激しすぎると嘔吐反射を招くため注意する。痰の量・粘稠度（ねんちゅうど）・喘鳴（ぜんめい）の程度を踏まえ、愛護的に吸引する

Point カテーテルを左右に回転させることで、1箇所への吸引圧の集中を避け、粘膜損傷をさけることができ、吸引範囲も拡大できる

Point 1回の吸引時間は10〜15秒以内とする

根拠 低酸素血症を予防するため

⑧吸引後、カテーテルの外側を消毒綿で消毒する

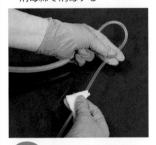

Point 蒸留水で内腔を洗浄する前にカテーテルの外側を消毒する

根拠 カテーテルの外側の汚れが洗浄水に入らないようにするため

⑨カテーテルで蒸留水を吸引し、内腔を洗浄する

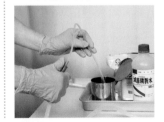

Point 管内に残った痰などの分泌物を取り除き、必要に応じて吸引を再開する

⑩吸引カテーテルや手袋を廃棄し、吸引器を止める

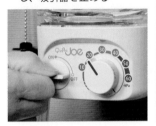

⑪患者の様子を観察する

 Point 痰の残った感じはないか、また低酸素状態でないか、呼吸状態やSpO₂（経皮的動脈血酸素飽和度）などを観察する

⑫片付ける

2 中央配管からの酸素吸入

目的 低酸素血症の改善・予防。

留意点
- 一般的に動脈血酸素飽和度が90％以下は酸素吸入の適応となる。
- 慢性閉塞性肺疾患（COPD）のように、低酸素状態に体が適応している患者の場合、高濃度酸素を投与すると酸素が過剰になったと体が判断し、呼吸抑制・停止状態となる場合がある。その際、二酸化炭素が蓄積して意識障害などが生じる「CO_2ナルコーシス」になることがあるため注意する。
- 酸素は「支燃性」の性質があるため、酸素吸入中は火気厳禁であることを患者に説明しておく。
- 患者に説明し、同意を得て実施する。

必要物品

❶ベンチュリーマスク、
　酸素マスク、酸素カ
　ヌラなど指示された
　酸素器具
❷流量計と加湿器
❸滅菌蒸留水

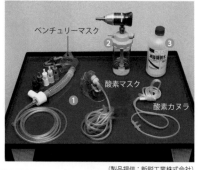

（製品提供：新鋭工業株式会社）

看護師の装備

マスク（必要時）

手順とポイント

❶流量計・加
　湿器を酸
　素の中央配
　管口に接続
　する

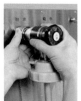

Point 酸素の配管口は縦に2個の穴
が開いており、そこにしっか
り流量計の差込口を入れる

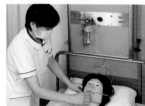

流量計側の差込口 → 酸素の
中央配管口

❷指示された酸素器具（マスク、
　カヌラなど）をつなぎ、患者に
　当てる

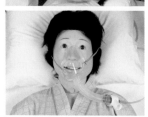

Memo

主な酸素器具の特徴

種類	ベンチュリーマスク	酸素マスク	酸素カヌラ
付け方	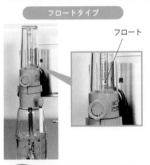ダイリュータ ●鼻と口を覆う ●医師に指示されたダイリュータをルートに取り付ける	●鼻と口を覆う	●両鼻腔に装着する
酸素流量	4〜10L/分	5〜8L/分	1〜6L/分
酸素濃度のめやす	24〜50%	40〜60%	24〜44%

❸ 指示された流量/分を設定し、酸素を投与する

フロートタイプ

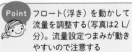

フロート

ダイヤルタイプ

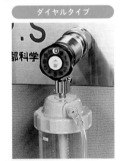

> **Point** フロート（浮き）を動かして流量を調整する（写真は2 L/分）。流量設定つまみが動きやすいので注意する

> **Point** 流量が数字で示される（写真は0L/分）。流量設定ダイヤルがしっかり固定されていて動きにくい

❹ 投与中は呼吸状態と全身状態を観察する

❺ 投与終了時は酸素器具をはずし、流量計のつまみを閉じて片付ける

Part

10

吸引・酸素吸入

酸素ボンベを使用する場合

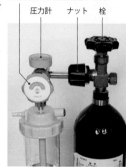

酸素流量計の流量設定ダイヤル

圧力計　ナット　栓

●酸素ボンベの交換・接続

① 空または残量の少ないボンベの栓を締める

② ナットを緩めて圧力計・流量計をボンベからはずす

③ 未使用または残量の多いボンベに圧力計・流量計のナットを回して取り付ける

④ 新たなボンベの栓を開け使用する

※ナット部分を緩めたり、締めたりするときにスパナを使用することもある

●酸素ボンベの残量計算
（MPa単位の圧力計の場合）

病棟で一般的に使われる
ボンベ容量は500L（＝0.5m³）

MPa表示の圧力計

① ボンベ内の酸素量(L)＝未使用時のボンベ容量(L)× $\dfrac{\text{圧力計の値(MPa)}}{\text{充填圧力(MPa)}}$

※充填圧力(MPa)はボンベに明示されている

酸　素
99.5Vol%以上
製造番号
12040301
04500291790171
充てん圧力　14.7MPa〈35℃〉
内容量　500L〈0.5m3〉〈35℃〉

充填圧力14.7MPa＝約150kg/cm²

② 使用可能分数＝ $\dfrac{\text{ボンベ内の酸素量(L)}}{\text{毎分の酸素流量(L)}}$

与薬

| 目的 | 病気の程度や症状に合わせて医師が処方した薬剤を患者に与える。 |

| 留意点 | ●健康障害の何を解決するための与薬であるか、患者に対しての主作用・目的は何かを理解しておく。
●主作用だけでなく、出現しやすい副作用(有害事象)について調べ、副作用の観察も怠らないようにする。特に副作用の強い抗がん剤やステロイド剤などの使用中は、患者の苦痛の理解に努め、副作用の観察、副作用防止のための指示についても把握したうえで関わる。
●誤薬を防ぐために、処方箋・薬・患者の照合を怠らないようにする。また、①指示された患者で間違いないか、②患者への投与目的・副作用は何か、③指示された薬剤の量・投与時間・投与方法は正しいか、も確認しておく。 |

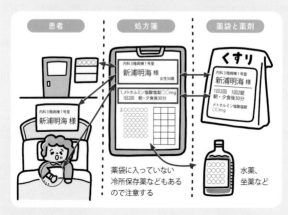

患者　　　処方箋　　　薬袋と薬剤

内科3階病棟1号室
新浦明海 様
女性50歳

1.メトホルミン塩酸塩錠○○mg
1日2回　朝・夕食後30分

2.○○○○○○

くすり

内科3階病棟1号室
新浦明海 様
1日2回　1回2錠
朝・夕食後30分
メトホルミン塩酸塩錠
○○mg

内科3階病棟1号室
新浦明海 様

薬袋に入っていない
冷所保存薬などもある
ので注意する

水薬、
坐薬など

① 経口的与薬

ポイント

- 誤嚥防止のため、上半身を挙
  上する
- 吸い飲みであらかじめ口腔内
  を湿らせると服用しやすい
- 与薬後は患者と会話し、ちゃ
  んと服用したか確認する

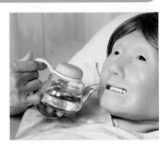

② 坐薬

ポイント

- 患者の羞恥心に配慮した環境を整え、側臥位または仰臥位で行う
- 固形タイプは包装から出し、手袋をした示指で数cm挿入してトイ
  レットペーパーで少し押さえ、坐薬が出てこないことを確認する
- 軟膏タイプはキャップを取り、先端を挿入してチューブ内の軟膏
  を注入後、トイレットペーパーで少し押さえる
- 坐薬には下剤、解熱鎮痛剤、消炎剤などの種類があるので、作用
  に応じた観察が必要になる

固形タイプ

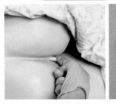
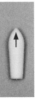

軟膏タイプ

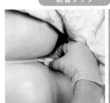

③ 注射による与薬

a. 注射の種類と方法

	針の刺入角度	注射針 太さ*1	刃面角度*2	注射部位	注入量
皮内注射	皮膚面とほぼ平行 	26～27G	SB 18°	主に前腕内側	0.5～1mL
皮下注射	10～30° 	23～25G ※ 26・27G を使う場合もある	RB 12°	①上腕骨頭と肘頭から1/3の上腕伸側部 ② 肩峰から2～3横指下の三角筋前半部か中央部の上層部 ③腹壁前面の皮下	2mL以下
筋肉注射	45～90° 	21～24G	RB 12°	①三角筋 肩峰から2～3横指下の三角筋前半部か中央部 ②中殿筋 a. 四分三分法の部位 b.クラークの点 c. ホッホシュテッターの部位	5mL以下

	針の刺入角度	注射針		注射部位	注入量
		太さ[*1]	刃面角度[*2]		
静脈内注射・点滴静脈内注射	10〜30°	21〜23G	SB　18°	①肘正中皮静脈 ②手背 ③足背 Point　静脈内注射、点滴、輸血の場合は、駆血帯をして静脈を怒張させ、針を刺入する。薬液注入時には駆血帯を取る	● 静脈内注射20mL以下 ● 点滴静脈内注射：50mL〜

*1　ゲージ（G）の数が大きいほど針管の外径が細い
*2　SB（short bevel）：刃面の角度が18°　　RB（regular bevel）：刃面の角度が12°

b. 静脈内注射

必要物品

❶指示伝票
❷指示薬液と注射器（一般には20mL以下）
❸注射針21〜23G
❹駆血帯
❺消毒綿
❻針捨て容器
❼止血テープ
❽肘枕（必要時）
❾止血バンドとタイマー（必要時）

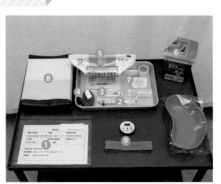

看護師の装備

未滅菌手袋

手順とポイント

❶ 指示伝票と薬液の照合を行い、薬液を注射器に用意する

※バイアルからの薬剤の準備はp.110参照

❷ 周辺の環境を整え、患者に適切な体位をとってもらう

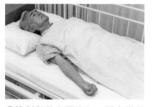

❸ 注射部位を露出し、駆血帯をして刺入部位を決定する

〈解剖図〉

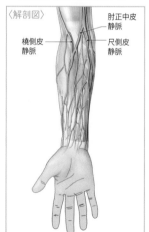

肘正中皮静脈
橈側皮静脈
尺側皮静脈

Point 針の刺入部より7〜10cm中枢側を駆血し、母指を中に入れて握ってもらう

根拠 静脈血の還流を促進することで静脈が怒張し、走行を確認しやすくなるため

❹ 刺入部位を中心から外側に消毒する

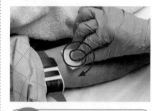

Point アルコールにかぶれる患者では、クロルヘキシジングルコン酸塩などで消毒する

❺ 薬液入り注射器を約10〜30°の刺入角度で刺入し、針基に血液逆流があること、患者にしびれがないことを確認する

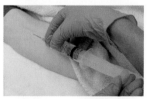

根拠 静脈に入ったことと神経を損傷していないことを確認するため

❻駆血帯をはずし、薬液をゆっくり注入する

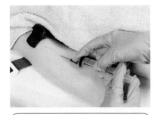

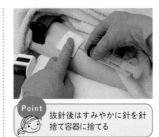

Point 抜針後はすみやかに針を針捨て容器に捨てる

注意 駆血帯をはずし忘れると薬液を注入できない

注意 静脈内注射は注射法のなかで最も薬液の吸収が速いため、注入速度が速いと急速に血中の薬物濃度が上昇し、ショック症状などの副作用を起こしやすい

❼消毒綿を当てて抜針する

❽約3分間圧迫止血し、テープで固定する（必要時止血バンドを使用）

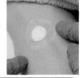

Point 薬液の吸収が速いため、注意して観察する

❾片付ける

Memo

バイアルからの薬剤の準備（粉末の場合）

①指示された溶解液（ここでは生食）を注射器で吸う

②バイアルの栓にまっすぐ針を刺して溶解液を注入し、ゆっくり振って薬剤を溶解させる

③バイアルを逆さにして薬液を吸い、針をバイアルから抜く

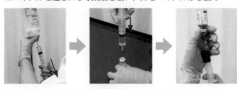

※バイアル、溶解液のゴム栓はあらかじめ消毒しておく

必要物品

❶ 指示伝票
❷ 指示輸液、指示薬液（混注指示がある場合）
❸ 消毒綿
❹ 点滴セット（瓶針、点滴筒、クレンメなど）

❺ 注射器と注射針18G（混注指示がある場合）
❻ 点滴スタンド　❼ 針捨て容器　❽ 膿盆　❾ 駆血帯
❿ 翼状針　⓫ 固定テープ　⓬ 三方活栓など（必要時）

看護師の装備

未滅菌手袋

手順とポイント

❶ 指示伝票と指示輸液（薬液）の照合を行う

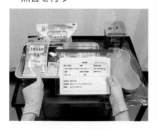

❷ 点滴ボトルのゴム栓のシールを取り、消毒綿で消毒する

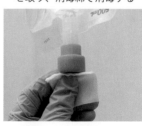

❸ （混注指示がある場合）点滴ボトルに指示薬液を注入する

(p.111 ③の続き)

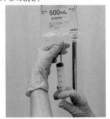

❹点滴セットのクレンメを閉じておく

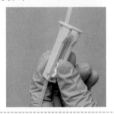

> 根拠 クレンメを閉じておかないと、点滴ボトルと接続した際に薬液と空気がチューブ内に入ってしまうため

❺点滴セットの瓶針を点滴ボトルのゴム栓に差す

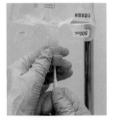

❻点滴筒をつまんで、薬液を1/3～1/2溜める

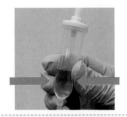

> 根拠 ライン内に空気が入ることを防ぐため。ただし滴下速度の調整をするため、点滴筒すべてを薬液で満たさない

❼クレンメを開放し、点滴セットのチューブ内を薬液で満たしてクレンメを止める

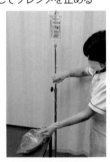

> 根拠 チューブ内の空気を抜くことで、静脈内への空気の流入を防ぐため

❽ボトルにバーコードなどの書かれたシールを貼る
(このあと刺入や接続、滴下数設定を行う)

点滴の刺入・固定（翼状針の場合）

点滴の刺入は翼状針の羽をつまみ、10〜20°の角度で刺入する。針を固定する際はループをつくって固定するとよい

10〜20°の角度で刺入する

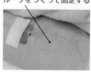
ループをつくって固定する

滴下数の計算

刺入後、クレンメを開いて滴下の確認等を行った後、滴下数を設定する

●点滴時間が指定されているときの1分間の滴下数の計算方法

輸液剤の全量または残量（mL）を滴下数に換算し、それを指示された所要分数で割ればよい

成人用セット（1mL≒20滴）を使用する場合

$$滴下数/分 = \frac{輸液量（mL）\times 20}{指示された点滴の所要分数}$$

小児用セット（1mL≒60滴）を使用する場合

$$滴下数/分 = \frac{輸液量（mL）\times 60}{指示された点滴の所要分数}$$

●点滴時間が指定されていないときの点滴所要時間の計算方法

輸液剤の全量または残量（mL）を滴下数に換算し、それを1分間の滴下数で割ればよい

成人用セットを使用する場合

$$点滴所要分数 = \frac{輸液量（mL）\times 20}{滴下数/分}$$

小児用セットを使用する場合

$$点滴所要分数 = \frac{輸液量（mL）\times 60}{滴下数/分}$$

Point
特に指示がなければ、一般的には、成人用の点滴セットで60〜80滴/分くらいに調整するが、患者の状況と輸液剤の種類によっても速度は変わる

●点滴滴下数の計算方法の例

500mLの輸液を2時間で投与する指示のときの滴下数/分は？

成人用セットなら1mL≒20滴
→では、500mLは何滴か？
20滴×500mLになる
→それを2時間、つまり120分で投与する指示だから
20滴×500mLを所要分数で割れば1分間の滴下数がわかる

$$\frac{20滴 \times 500mL}{2時間 \times 60分} = 83.3滴/分$$

小児用セットなら1mL≒60滴
→では、500mLは何滴か？
60滴×500mLになる
→それを2時間、つまり120分で投与する指示だから
60滴×500mLを所要分数で割れば1分間の滴下数がわかる

$$\frac{60滴 \times 500mL}{2時間 \times 60分} = 250滴/分$$

この場合、1分間に250滴を調整するのは大変なので、成人用セットを選択する

目的	簡易血糖測定：①日常の血糖値を知ることで糖尿病の治療効果や経過観察、血糖コントロールに役立てる、②適正な量のインスリン注射を行うために血糖値を知る、③低血糖症状を呈する患者の原因を検査する。 インスリン自己注射：インスリンの分泌・働きが低下した糖尿病患者が食事療法、運動療法、内服による薬物療法では血糖コントロールが不良な場合、不足しているインスリンを注射で補い血糖をコントロールする。
留意点	●患者誤認を防ぐため、患者の確認を怠らないようにする。 ●患者に説明し、同意を得て行う。

① 簡易血糖測定

必要物品

❶血糖測定器
❷血糖測定用チップ
　（センサー）
❸穿刺器具
❹穿刺針
❺消毒綿
❻針捨て容器

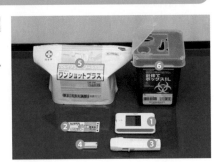

看護師の装備

未滅菌手袋

❶ 血糖測定器に血糖測定用チップ（センサー）をセットする

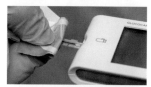

❷ 穿刺器具に穿刺針をセットする

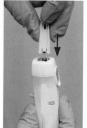

❸ 穿刺部位を消毒する

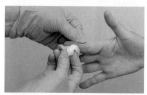

> **Point** 穿刺部位は指先や耳朶を選択し、穿刺のたびに部位を変える

> **根拠** 同じ場所に繰り返し穿刺すると皮膚が硬くなり、採血しにくくなるため

❹ 穿刺器具で穿刺する

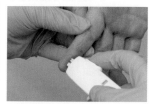

> **注意** 耳朶で穿刺するときは、耳朶が薄いので看護師の指まで貫通して刺さないようにする

❺ 軽く押して血液を出す（直径約2mm程度）

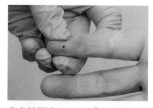

❻ 血糖測定用チップに血液をつけ、血糖値を確認する

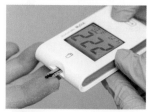

> **Point** 適宜、患者に血糖値を説明する

❼消毒し、圧迫止血を行う

❽穿刺器具の針と、血糖測定チップを針捨て容器に廃棄する

| 穿刺器具 | 血糖測定器 |

Point 血糖測定器のチップ挿入口は消毒しておく

② インスリンの自己注射

必要物品

❶ペン型注入器
（インスリン製剤）
❷注射針
❸消毒綿
❹針捨て容器

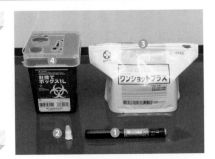

看護師の装備

未滅菌手袋

手順とポイント*

❶ペン型注入器のキャップをはずし、ゴム栓を消毒する

Point 撹拌が必要なインスリン製剤の場合は指示に従って撹拌する

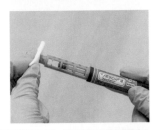

＊看護師が指導しながら行う場合を示す。初回は指示伝票も確認する

❷注射針の保護シールをはがし
　て注入器に取り付け、針の
　ケースとキャップをはずす

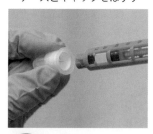

Point 注射針はまっすぐ、回しなが
　ら取り付けるとよい

❸患者の注射部位を露出して消
　毒し、完全に乾かす

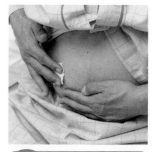

Point 継続的に行う注射のため、
　適宜部位を変えて（腹部のほ
か、殿部、大腿部、上腕な
ど）、注射部位の硬結を予防する。
なお、使用する針は毎回替える

❹注入器を上向きにして空打ち

し、インスリンが少なくとも1
滴出ることを確認する

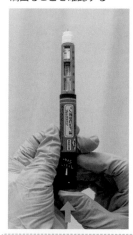

根拠 上向きにして空打ちすること
　で注射器内の空気が抜け、正
　しい量のインスリンが注入で
　きるようになる

❺注入器の単位ダイヤルを医師
　の指示通りに設定する（写真
　では「2」）

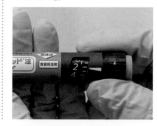

❻注射部位をつまみ、ダイヤルが見えるようにして注射針を垂直に刺入する

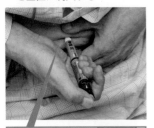

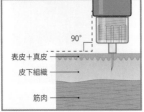

90°

表皮＋真皮
皮下組織
筋肉

Point 針は30〜32Gと細く短いため、皮膚に垂直に刺して皮下組織まで届かせる

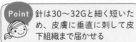

❼単位が0になるまでボタンを押す

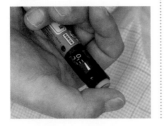

Point 薬液が完全に注入されるまで、注入器で決められた秒数（約5〜10秒）を待つ

❽抜針し、穿刺部位を消毒綿で軽くおさえる

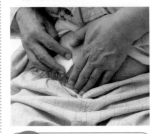

Point インスリンは自然吸収させる

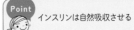

❾針に❷ではずしたケースを取り付け、ケースごと回して針をはずし、針捨て容器に廃棄する

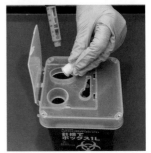

❿片付ける

118

Part
13　静脈血採血

目的　静脈血を採取し、血液検査により、疾患の診断、症状の程度、治療効果や経過を判定する。

留意点
- ●患者誤認を防ぐため、患者の確認を怠らないようにする。
- ●患者に説明し、同意を得て行う。

必要物品(真空管採血の場合)

❶指示伝票
❷注射針または
　翼状針
❸採血ホルダー
❹真空採血管、
　採血管立て
❺駆血帯
❻消毒綿
❼針捨て容器
❽止血テープ
❾膿盆(ゴミ入れ)
❿肘枕(必要時)　⓫止血バンドとタイマー(必要時)

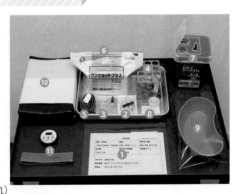

看護師の装備

未滅菌手袋

119

Part
13

静脈血採血

❶ 指示伝票を確認する

❷ 周辺の環境を整え、患者に適切な体位をとってもらう

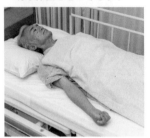

❸ 注射部位を露出し、駆血帯をして刺入部位を決定する

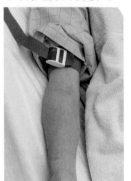

※血管の走行はp.109参照

Point　針の刺入部より7〜10cm中枢側を駆血する

❹ 刺入部位を中心から外側に消毒する

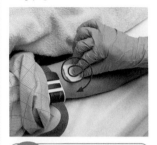

Point　アルコールにかぶれる患者では、クロルヘキシジングルコン酸塩などで消毒する

❺ 採血ホルダーに注射針をセットして約10〜30°の刺入角度で刺入し、針先が静脈に入った感触と、患者にしびれがないことを確認する

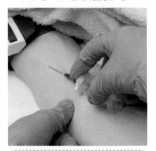

根拠　神経を損傷していないことを確認するため

⑥真空採血管を採血ホルダーに
　挿入する

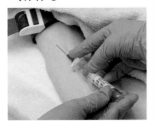

⑦血液の流入が止まったら真空
　採血管を抜く

> **Point** 抗凝固剤入り採血管の場合、ホルダーから抜去してすぐに転倒混和する

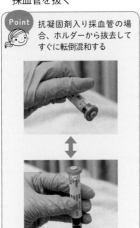

⑧連続採血する場合は、新たな
　真空採血管をホルダーに挿
　入する

⑨採血後、真空採血管を抜く

⑩駆血帯をはずし、消毒綿を当
　てて抜針する

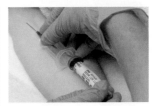

> **注意** 駆血帯をはずさずに抜針すると抜針部から出血しやすい

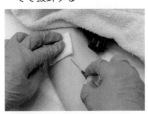

> **Point** 抜針後はすみやかに針を針捨て容器に捨てる

⑪約3分間圧迫止血し、テープ
　で固定する（必要時止血バン
　ドを使用）

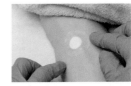

⑫片付ける

覚えておきたい主な血液検査の基準値

検査項目	略称	基準値	異常時の代表的判断
赤血球数	RBC	370万〜540万/μL	低下 ➡ 貧血
血色素量	Hb	11〜17g/dL	
ヘマトクリット	Ht	34〜49%	
血小板数	PLT	14万〜34万/μL	低下 ➡ 出血
白血球数	WBC	2,700〜8,800/μL	上昇 ➡ 感染、炎症
C反応性タンパク	CRP	0.3mg/dL以下	
総タンパク	TP	6.5〜8.2g/dL	低下 ➡ 低栄養
アルブミン	Alb	3.9〜5.1g/dL	
尿素窒素	BUN	8〜20mg/dL	上昇 ➡ 腎機能低下
クレアチニン	Cr	0.4〜1.2mg/dL	
(空腹時)血糖	BS	60〜109mg/dL	上昇 ➡ 糖尿病
HbA1c(ヘモグロビンエーワンシー)		4.6〜6.2%(NGSP値)	
AST(GOT)		7〜38 IU/L	上昇 ➡ 肝機能低下
ALT(GPT)		4〜44 IU/L	
LH比(LDLコレステロール÷HDLコレステロール)		2以下	上昇 ➡ 動脈硬化、心筋梗塞

参考文献

1. 石塚睦子：高齢者ケアの根拠とコツ「食事」「排泄」「清潔」. プチナース 2015；24(3)：22-38.
2. 石塚睦子：臨地実習でうまくいく！寝衣交換. ナーシングキャンパス 2017；5(6)：16-42.
3. 石塚睦子 監修：看護学生クイックノート 第2版. 照林社, 東京, 2014.
4. 石塚睦子：看護技術ビジュアルガイド 患者さんがいないベッドのシーツ交換―2人で行う場合―. クリニカルスタディ 2017；41(7)：33-42.
5. 石塚睦子：看護技術ビジュアルガイド 患者さんが臥床している場合のシーツ交換―2人で行う場合と1人で行う場合―, クリニカルスタディ 2020；41(8)：33-42.
6. 石塚睦子：看護技術ビジュアルガイド 甚平式寝衣の交換. クリニカルスタディ 2020；41(9)：15-24.
7. 石塚睦子：看護技術ビジュアルガイド ガウン式寝衣の交換. クリニカルスタディ 2020；41(10)：35-44.
8. 石塚睦子：看護技術ビジュアルガイド 血圧の基礎知識とアネロイド血圧計による血圧測定. クリニカルスタディ 2020；41(11)：35-44.
9. 石塚睦子：看護技術ビジュアルガイド バイタルサインの測定. クリニカルスタディ 2020；41(14)：35-44.
10. 石塚睦子：看護技術ビジュアルガイド 全身清拭と寝衣交換. クリニカルスタディ 2021；42(1)：34-43.
11. 石塚睦子：看護技術ビジュアルガイド 陰部洗浄とおむつ交換. クリニカルスタディ 2021；42(2)：34-43.
12. 石塚睦子：看護技術ビジュアルガイド 臨地実習と感染予防対策. クリニカル

スタディ 2021；42(3)：34-43.
13. 石塚睦子：看護技術ビジュアルガイド 環境整備. クリニカルスタディ 2021；42(4)：34-43.
14. 石塚睦子：看護技術ビジュアルガイド 体位の種類と体位変換. クリニカルスタディ 2021；42(5)：34-43.
15. 石塚睦子, 黒坂知子：わかりやすい与薬 第6版. テコム, 東京, 2019.
16. 石塚睦子, 林省吾, 山内麻江 他：看護で役立つ診療に伴う技術と解剖生理. 丸善出版, 東京, 2014.
17. 角濱春美, 梶谷佳子 編著：看護実践のための根拠がわかる 基礎看護技術 第3版. メヂカルフレンド, 東京, 2020.
18. 香春知永, 齋藤やよい 編：基礎看護技術 改訂第3版 看護過程のなかで技術を理解する. 南江堂, 東京, 2018.
19. 坂本すが 監修：完全版ビジュアル臨床看護技術ガイド. 照林社, 東京, 2015.
20. 任和子 著者代表：系統看護学講座基礎看護学[3] 基礎看護技術Ⅱ 第18版. 医学書院, 東京, 2021.
21. Gerard J. Tortora, Bryan Derrickson 著, 桑木共之 他訳：トートラ人体の構造と機能 第3版. 丸善出版, 東京, 2010.
22. 任和子, 井川純子, 秋山智弥 編：根拠と事故防止から見た基礎・臨床看護技術 第2版. 医学書院, 東京, 2017.
23. 吉田久美子, 石塚睦子：わかるたん吸引と経管栄養DVD. テコム, 東京, 2014.

索 引

看護技術クイックノート

2021年6月2日　第1版第1刷発行	著　者	石塚　睦子
2024年1月24日　第1版第6刷発行	発行者	有賀　洋文
	発行所	株式会社　照林社
	〒112-0002	
	東京都文京区小石川2丁目3-23	
	電　話	03-3815-4921（編集）
		03-5689-7377（営業）
	https://www.shorinsha.co.jp/	
	印刷所	大日本印刷株式会社

検印省略（定価は表紙に表示してあります）
ISBN978-4-7965-2532-9
©Mutsuko Ishizuka/2021/Printed in Japan

●覚えておきたい基準値・めやすの値

項目			基準・めやす
バイタルサイン	体温		36℃台
	脈拍		60～80回/分
	呼吸		14～20回/分
	SpO₂		95％以上（90％以下は酸素吸入の適応）
	血圧		120/80mmHg未満（診察室での正常血圧）
清潔	湯温	清拭	50～55℃
		入浴・シャワー浴	39～42℃
		洗髪	39～41℃
		足浴・手浴	39～40℃
		陰部洗浄	38～40℃
排泄	尿	1日量	1,000～1,500mL
		1回量	約200～300mL
		性状	淡黄色～黄褐色（透明）
		尿比重	1.015～1.030
	便	1日の回数	1～2回
		色調・形状	茶褐色、有形便
	浣腸	体位	左側臥位
		液の温度	40～41℃
		管の挿入の長さ	5cm
	膀胱留置カテーテル（持続的導尿）	バルーンカテーテルの太さ	14～22Fr
		カテーテルの挿入の長さ	尿道の長さ＋5cm（バルーンは尿道で膨らませず膀胱内で膨らませる）＊尿道の長さ：約15～18cm（男性）、約3～4cm（女性）